튼튼한 심장, 든든한 인생

튼튼한 심장, 든든한 인생

저자 : 전남의대 순환기내과 교수

정명호·조재영·오 석·김종윤·안준호·이승헌·현대용
김형윤·조경훈·박혁진·김민철·이기홍·심두선·윤남식
윤현주·김계훈·홍영준·박형욱·김주한·안영근·조정관

전남대학교출판문화원

머 리 말

본 안내서는 이렇게 만들어졌습니다.

- 고령화 사회에 접어들고 서구화된 현대사회에서 국내에 순환기 질환이 꾸준하게 증가하고 있고 동맥경화증에 의한 순환기 질환이 우리나라 성인 사망률의 많은 부분을 차지하고 있습니다. 이 책은 평소 심장병 환자들이 가장 궁금하게 생각하고 환자들로부터 흔히 질문을 받는 항목에 대해 이해하기 쉽게 정리하여, 심장병 환자와 가족들에게 도움을 드리기 위해 순환기 질환을 치료하고 연구하고 있는 전남의대 순환기내과 교수들이 1998년도에 '**순환기 환자를 위하여**'를 만든 이후, 2002년도에 '**심장병 환자를 위하여**'를 만들었고 2005년도에 '**심장병의 최신 치료법**'을 만들게 되었으며, 2007년도에 '**심장병의 최신 안내서**'를 만들었고, 2011년도에 최근에 밝혀진 진단법과 치료법을 보완하여 '**당신의 심장은 안녕하십니까?**'를 소개하였습니다. 2014년도에 '**심장병 이겨내기**'를, 2017년에는 '**건강한 심장, 행복한 인생**'을 그리고 2019년에는 '**튼튼한 심장, 백세 인생**'을 또한 연이어 출간하였습니다. 짧은 시간이지만 최근 2년 동안 심장질환에 새로운 치료법 등이 소개되었고 이를 반영하여 2021년 제19회 광주국제심장중재술심포지엄을 맞아 '**튼튼한 심장, 든든한 인생**'을 출간하게 되었습니다.

머리말

■ 혹시 의문 사항이 있거나 고쳐야 할 점이 있으면 전화: 6242 (조정관 교수 연구실), 6243 (정명호 교수 연구실), 4764 (안영근 교수 연구실), 5424 (순환기내과 전임의 연구실), 6246 (순환기내과 의국), FAX: 223-3105 (심혈관 조영실), 228-7174 (정명호 교수 연구실), e-mail: myungho@chollian.net 혹은 mhjeong@chonnam.ac.kr 으로 연락해 주십시오.

■ 전남대학교병원 홈페이지는 http://www.cnuh.com 이오니 방문해 주십시오. 순환기내과 진료 팀에 대한 동영상 소개와 진료 일정 및 실적에 관해 자세히 소개되어 있습니다.

■ 전남대학교병원은 2008년부터 보건복지부로부터 심장질환 특성화 연구센터로 지정되어 우리나라를 대표하는 심장질환 연구센터로 우리나라 실정에 맞은 진단법 및 치료법을 개발연구하고 있습니다. 홈페이지는 http://heart.chonnam.ac.kr 이며, 세계적인 심장질환 연구센터가 되기 위하여 최선을 다하고 있습니다.

■ 본 도서 출판에 협조해 주신 이재혁 의과대학 학장님, 주덕 간호부장님, 순환기내과 병동 박미나 수간호사님, 중환자실 정애란 수간호사님, 응급센터 나혜랑 팀장님, 심혈관조영실 김정훈 팀장님과, 박수환, 이두환, 박인철, 오경수, 진영훈, 김만수 의료기사, 김남윤, 이재훈, 임선경, 최상현 간호사, 순환기내과 외래 조미영, 김정심, 정춘옥 간호사와 오미숙, 윤수현, 문금이, 이상미, 박은주, 윤수진, 박인혜, 김유리, 이소영, 장근영, 손보람, 심현지, 오현지 연구간호사를 비롯한 여러 식구들과 전남의대 순환기 동문회 및 불이회 회원들에게 진심으로 감사드립니다. 또한 저희 순환기내과의 진료와 연구를 적극적으로 후원해주신 김신곤, 김상형, 이삼용 전 병원장님과 약리학교실 국영종, 국현 교수님과 생리학교실 이종은 교수님, 베스트 이비인후과 조재식 원장님, 소아과 최영륜 교수님께도 이 자리를 빌어 심심한 감사를 드립니다.

2021년 6월 1일

대표저자 정 명 호

추 천 사

전남대학교병원 순환기내과에서 환자들을 위한 심장병에 관한 안내 책자 '**틈튼한 심장, 든든한 인생**'을 발간하게 된 것을 진심으로 축하합니다. 심장질환은 이제 우리나라에서도 성인병 중에서도 가장 중요한 질환이 되었으며, 우리나라의 경제 발전과 비례해서 심장질환 환자 수도 급격히 증가하고 있는 이때 많은 환자들이 궁금하게 생각하고 있는 사항들을 문답식으로 잘 정리해서 환자는 물론 그 가족 내지는 일반 대중들도 잘 이해할 수 있도록 하여 큰 도움을 줄 수 있을 것으로 확신하는 바입니다.

우리나라에서도 심장질환의 발생 경향을 보면 과거와는 많이 달라져 새로운 심장질환의 발생이 증가하고 있으며, 특히 관상동맥 질환은 우리나라에서도 이제 흔히 볼 수 있는 질병이 되었고 점차 발생이 증가하고 있습니다. 구미 제국에서는 이미 오래 전부터 성인의 가장 흔한 사망원인으로 인정되고 있으며, 이에 대한 연구도 매우 활발하고 특히 예방하기 위한 여러 가지 노력으로 최근에는 일부 지역에서 발생률이 감소하고 있습니다. 관상동맥질환은 거의 대부분이 죽상 동맥경화증에 의해서 발생하는데 우리나라에서도 최근 경제적으로 발전하면서 국민 식생활 양상도 많이 달라져 지방질 섭취가 증가함에 따라 관상동맥질환도 증가하고 있고 특히 동맥경화증 발생의 위험인자인 고지혈증, 고혈압, 당뇨병, 흡연, 비만 등을 가진 환자가 많기 때문에 앞으로 관상동맥 질환의 발생은 더욱 증가될 것으로 예측되고 있습니다. 관상동맥질환은 사망률이 매우 높은 질병이므로 우리나라에서의 현 실정을 정확하게 평가하기 위해서는 우선 대규모의 정확한 역학적 조사연구가 시급하다고 생각되며 또한 평균 수명이 연장되어 노인층 인구가 증가하고 죽상동맥경화증 발생의 위험인자를 가지고 있는 사람이 많아지고 있기 때문에 관상동맥 질환을 치료하는 것도 중요하지만 조기에 발견하거나 예방하는 것이 무엇보다도 중요하다고 생각되므로 일반 국민을 대상으로 계몽 교육을 실시해서 관상동맥 질환의 위험성을 널리 알리고 이로 인한 인적 및 경제적 손실을 방지하는 것이 매우 중요하다 생각합니다.

심장질환을 이해하고 진단과 치료 및 생활 방법에 이르기까지 자세한 설명을 환자를 비롯한 대중들이 알기 쉽게 간결한 설명을 나열하였으므로 많은 도움이 될 것으로 믿어 의심치 않으며 항상 진료와 연구에 여념이 없는 가운데 이런 좋은 안내 책자를 발간하신 전남대학교 전총장 강정채 교수와 전남대학교병원 순환기내과 정명호 교수를 비롯한 모든 교수들의 노고를 진심으로 치하하면서 앞으로도 우리나라 순환기학의 발전에 지금까지와 마찬가지로 계속 앞서 나가시기를 바랍니다.

경희의대 내과 명예교수 배 종 화

격 려 사

우리나라의 三大 死亡原因의 하나로 순환기 질환을 들 수 있습니다. 생활양식의 개선으로 마이카 시대가 되고 식생활도 변화하여 채식에서 육식이 많아지고 일상생활에서도 기계화가 많아져 운동 부족 등으로 동맥경화성 심장병 (돌연사, 부정맥, 협심증, 심근경색증, 심부전)이 많아지고 있습니다.

미국 등지의 선진국에 있어서는 동맥경화성 심장병을 일으키는 위험인자들 (비만, 고혈압, 고콜레스테롤혈증, 흡연, 당뇨병, 과량 알코올 섭취, 운동부족, stress 등)을 발견하여 교정하고 철저한 예방 교육으로 發病率이 감소되고 있으나, 우리나라에서는 반대로 증가 일로에 있습니다. 병증이 있을 때 치료도 중요하지만 사전에 예방하기 위한 노력이 절실히 요망되고 있습니다. 동맥경화성 심장병 등의 원인, 진단, 예방 방식을 환자나 일반인에서 잘 알 수 있는 책자가 많이 없는데, 금번 전남의대 순환기내과에서 '**튼튼한 심장, 든든한 인생**'이라는 책자를 정명호, 안영근, 조정관, 박종춘 교수 등 자기들이 체험하고 느꼈던 것들을 정리하여 발간하게 된 것을 선배의 한 사람으로서 축하드리며 그 기쁨을 같이 하고 싶습니다.

동맥경화성 심장병은 급성인 경우도 있지만 장시간을 거쳐서 발병되므로 의사의 정성어린 치료도 중요하지만 환자 각자가 예방수칙을 잘 알고 잘 지켜 위험한 인자들을 교정하므로 더욱 더 좋은 결과를 얻을 수 있습니다. 의사와 환자가 어깨동무를 함께 하고 다정하게 같이 노력하여야 합니다.

이 책자가 심장병으로 고생하는 사람들에게 새로운 희망과 생명력을 주입시켜 주는 역할을 할 수 있다고 확신합니다.

새로운 책자를 편집 발간하게 됨을 진심으로 축하드립니다.

원광의대 명예교수 의학박사　박　옥　규

목 차

본 안내서에는 다음과 같은 내용이 간단하고 알기 쉽게 설명되어 있습니다.

Chapter 1 심장의 기능과 구조에 관하여

심장이란?

- 심장은 강한 근육으로 된 펌프로서 피를 전신에 순환시켜 산소와 영양소를 공급하고 몸에서 생긴 이산화탄소와 노폐물을 거두어 들여서 우리의 생명을 유지하는 데 가장 중요한 역할을 합니다.
- 심장은 우리가 잠든 밤에도 쉬지 않고 계속 일을 하며 하루에 10만 번 이상 펌프질을 하면서 7,000 리터 이상의 피를 품어내어 생명을 유지시킵니다. 70세까지 평생 약 25억 회를 박동합니다.

심장의 모양은?

- 심장은 보통 자기 주먹만한 크기에 복숭아처럼 생겼으며, 가슴 중앙선에서 왼쪽 젖꼭지 사이의 가슴 뼈 안에 있습니다.

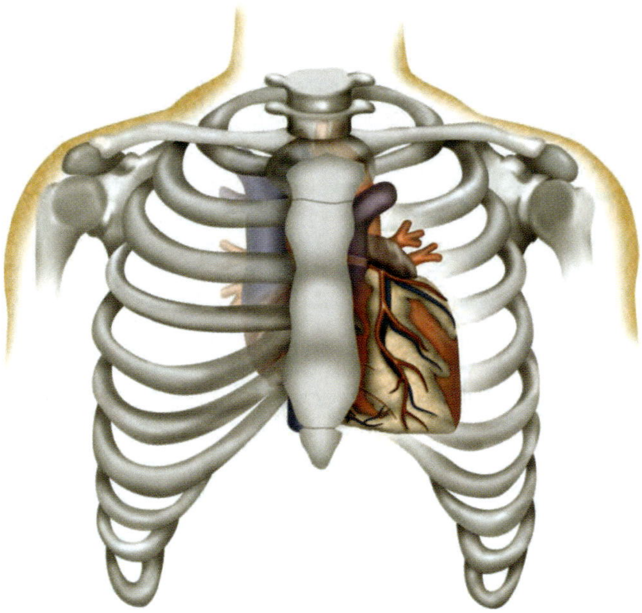

- 심장은 4개의 방과 판막, 관상동맥과 심장에 전기를 일으키는 조직 등으로 구성되어 있습니다. 4개의 방은 2개의 심방(좌심방과 우심방)과 2개의 심실(좌심실과 우심실)로 되어 있으며 심방은 정맥으로부터 되돌아온 피를 받아 저장하고 있다가 심실에 공급해주는 역할을 합니다. 심실은 피를 품어내어 전신 또는 폐로 순환시키는 역할을 합니다.

- 판막은 심실이 수축하여 피를 품어낼 때 피가 거꾸로 흐르지 않도록 일정하게 동맥 쪽으로만 흐르도록 하는 역할을 하는 문짝과 같은 것입니다. 좌심방과 좌심실 사이(승모판막), 좌심실과 대동맥 사이(대동맥판막), 우심방과 우심실 사이(삼첨판막), 우심실과 폐동맥 사이(폐동맥판막)에 각각 하나씩 있습니다.

심장의 위치와 심장의 외부 및 내부 구조

심장의 외부구조

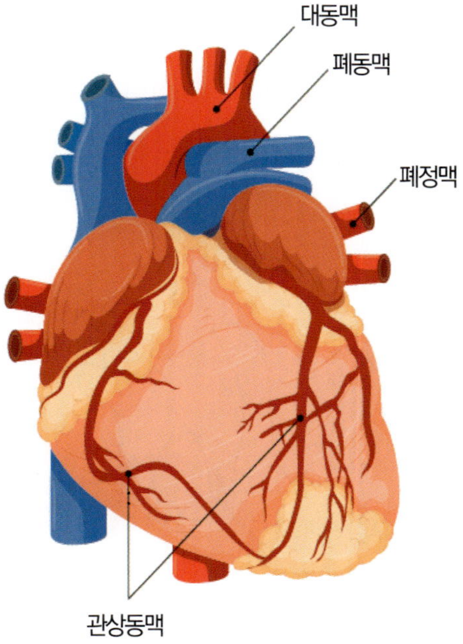

심장의 내부구조

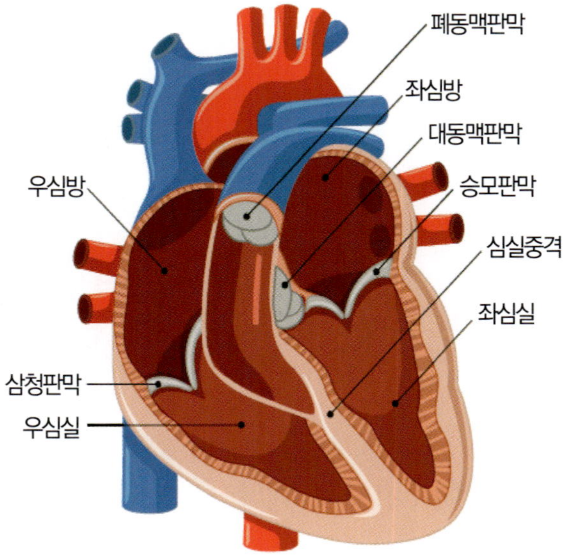

심장 자체에 피를 공급하는 혈관은?

심장에 피를 공급하는 혈관은, 심장을 둘러싸는 모양이 관(冠)과 같다 하여 해서 관상동맥(冠狀動脈)이라 합니다. 이 관상동맥은 쉬지 않고 일하는 심장에 산소와 영양소를 공급해주기 위해 대동맥에서 나와 심장에 피를 공급해주는 동맥입니다.

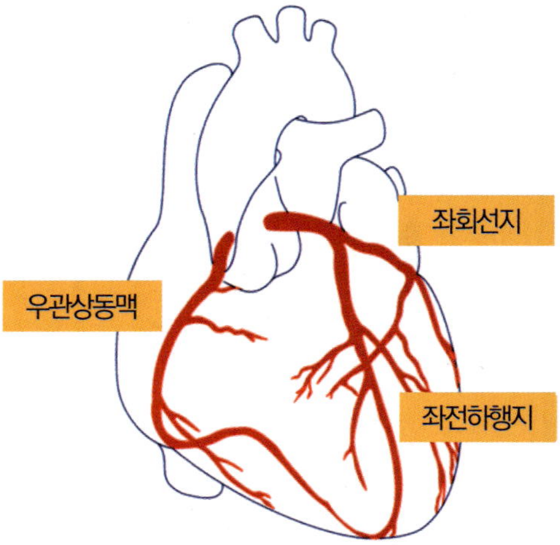

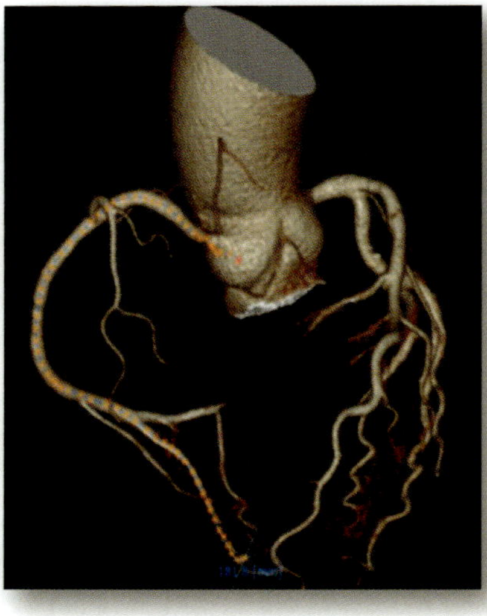

심장에는 전기를 스스로 만들어서 심장이 뛰게 만들어 주는 조직이 있습니다.

심장 자체에는 스스로 전기를 만들고 전기를 보내는 조직이 있지만 눈에는 보이지 않습니다. 심장에서 전기를 만들어서 심장이 수축하여 피를 뿜어낼 수 있도록 합니다. 가정에 있는 냉장고나 선풍기가 전기가 들어와야 돌아가듯이 피를 뿜어내는 심장도 전기 자극이 가해져야 수축이 일어나고 이로써 피를 온 몸 안에 뿜어내게 되는 것입니다. 따라서 심장의 전기 자극 생성 조직은 발전소와 같다고 할 수 있고 전도 조직은 송전선 역할을 한다고 수 있습니다.

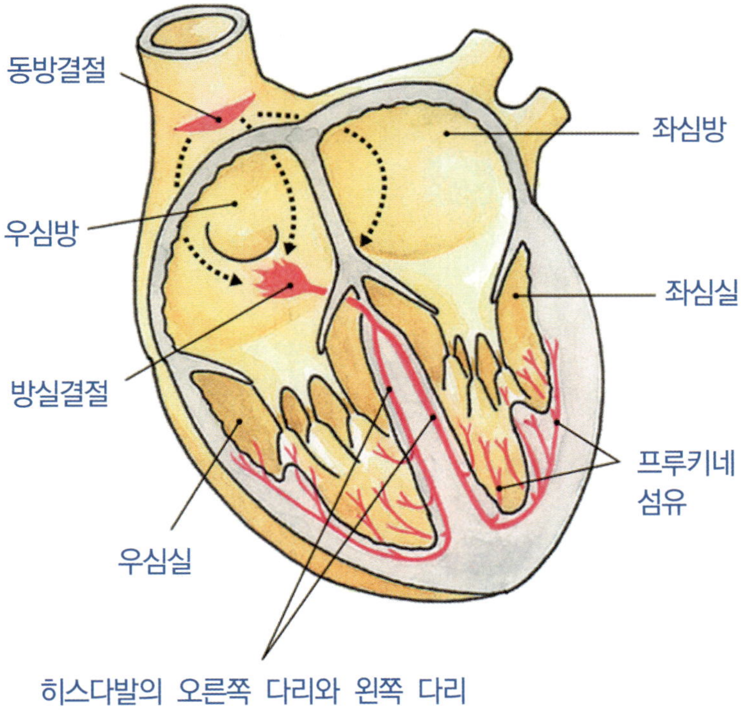

심장병이란?

심장을 구성하고 있는 구조물들의 구조나 기능에 이상이 생긴 것을 말합니다. 이중 어머니 뱃속에서 심장이 생기는 과정에서 잘못이 생겨 발생한 경우를 선천성 심장병이라 하며 종류는 매우 다양합니다. 선천성 심장병의 극히 일부는 유전이 됩니다.

심장병 중에 선천성 심장병은 드물고 대부분은 정상 심장으로 태어난 후 동맥경화증, 고혈압, 부적절한 식생활습관, 염증 등에 의해 후천적으로 발생합니다.

심장병의 주요 종류는 다음과 같습니다.

- 돌연사
- 실신
- 부정맥
- 심근증
- 선천성 심장병
- 심장 판막 질환
- 심부전증
- 선천성 심장병
- 심낭 질환
- 고혈압
- 동맥경화증
- 관상동맥 질환 : 협심증, 심근경색증

Chapter 2

심 장 병

가. 돌연사

돌연사 (급사)란?

- 평상시 아무런 증상이 없던 사람이 심장병 증상이 발생한 지 1시간이내에 갑자기 사망한 경우를 말합니다. 건강했던 사람이 갑자기 죽는 경우는 대부분 심장마비에 의한 돌연사입니다.

- 미국에서는 90초당 1명씩 돌연사가 발생하고 1,000명당 2명 정도가 돌연사로 사망한다고 합니다. 우리나라에서는 확실한 통계가 없으나 전남대학교병원의 경험에 의하면 미국의 10분의 1정도로 추정됩니다. 발생률이 미국에 비해서는 낮으나 최근에 눈에 띄게 증가하고 있습니다.

돌연사의 원인은?

- 주로 부정맥에 의해 발생하며, 심장 기능이 심하게 떨어져서 피를 제대로 뿜어내지 못하여 발생하는 경우도 있습니다. 연구에 의하면 돌연사의 90%는 부정맥에 의해 발생하고 10%는 심장의 펌프 기능의 이상에 의해서 발생하는데 이는 심한 심근경색증으로 인해 많은 심근이 파괴된 경우, 심장을 싸고 있는 주머니인 심낭에 물이나 피가 많이 고여서 심장이 압박되는 심낭 압전, 몸 안에 가장 큰 혈관인 대동맥이 파열되는 경우, 다리나 배속에 혈액 순환이 잘되지 않아서 혈전이 생긴 후 폐로 가서 혈관을 막아버리는 폐동맥 혈전 색전증, 심장 판막의 폐쇄 등에 의해 발생합니다.

- 부정맥 중에서도 심실에서 발생하는 심실 빈맥 또는 심실 세동과 같은 악성 심실성 부정맥이 80% 이상을 차지하고 심한 서맥이나 심실이 뛰지 않는 무수축 등이 나머지 20%를 차지합니다.

돌연사는 어떠한 경우에 잘 발생하는가?

- 아무런 심장병 없이 돌연사가 발생하는 경우는 열 명에 하나 정도이고 대부분은 심장병을 가지고 있습니다. 그 중에서 심장의 혈관인 관상동맥의 동맥경화증에 의한 관상동맥 질환이 전체의 75%이상을 차지하여 가장 중요한 원인 질환이 되고 있습니다.

- 이 외에도 심장의 근육인 심근의 이상인 심근증, 심장 판막증, 선천성 심장병, 심장의 전기적인 이상 등이 원인이 될 수 있습니다.

- 따라서 돌연사는 동맥경화증의 위험이 많은 사람에게 발생할 가능성이 많습니다. 동맥경화증 위험이 많은 원인은 고혈압, 흡연, 이상지질혈증, 당뇨병, 남성, 비만, 스트레스, 운동부족, 과음 등에 의해서입니다.

돌연사도 예방이 가능합니까?

- 돌연사의 위험 인자 중 고칠 수 있거나 조절할 수 있는 원인은 적극적으로 고쳐야 합니다. 즉, 담배를 끊고 몸이 뚱뚱해지지 않게 하는 것이 중요합니다. 또한 혈압이 높은 환자는 반드시 혈압 약을 복용하여 혈압을 정상으로 유지하고 당뇨병은 식이요법을 철저히 해야 하며 혈당이 조절되지 않으면 약이나 주사 치료를 받아야 합니다. 혈액 속에 기름기가 많은 이상지질혈증 환자의 경우에는 기름이 적은 음식을 먹고 약을 복용하면 피가 맑아질 수 있습니다.

이를 다시 정리하면, 다음과 같은 생활 습관을 길들이거나 조치해야 합니다.

❶ 담배를 끊고,

❷ 술을 절제하고,

❸ 규칙적인 운동을 하며,

❹ 적절한 체중 관리를 하고,

❺ 정기 검진을 통하여 혈중 지방 농도, 심전도, 운동부하검사, 심초음파도 검사 등을 실시하여 관상동맥 질환을 조기에 예방 혹은 발견하고,

❻ 약물 요법으로 조절되지 않는 심각한 부정맥은 체내에 인공 심박 조율기나 자동 심실 제세동기라는 기계를 이식하여야 한다.

돌연사를 발생 전에 예측할 수 있습니까?

돌연사 환자의 상당수의 경우 발생 수일 또는 수주 전에 이상한 증상을 경험한다고 합니다. 따라서 난생 처음 다음과 같은 증상을 경험했을 경우에는 지체 없이 심장전문의의 진단을 받아 보아야 합니다.

❶ 수분 이상 지속하거나 왔다 갔다 하는 가슴 가운데 부분의 갑작스런 압박감, 충만감, 쥐어짜는 듯한 느낌이나 통증

❷ 가슴 중앙부로부터 어깨, 목, 팔 등으로 전파되는 가슴의 통증

❸ 머리가 빈 느낌, 실신, 발한, 호흡곤란 등을 동반한 가슴의 불쾌감

❹ 육체 활동이나 정신적 흥분 등 스트레스에 의해 생기고 휴식이나 안정에 의해 소실되는 가슴의 통증

⑤ 심장이 매우 빨리 뛰거나 불규칙하게 뛰는 경우

이상과 같은 증상이 발생하였을 경우에는 심전도, 운동 부하 검사, 활동중 심전도, 심초음파도, 심장 핵의학검사, 심전기 생리 검사, 관상동맥 조영술 등을 필요에 따라 검사 받아야 합니다.

돌연사의 치료법은?

건강했던 사람이 갑자기 쓰러진 경우에는 돌연사의 가능성이 높으므로 즉시 심장마사지와 인공호흡, 즉 인공 심폐소생술을 실시해야만 합니다.

심장이 멈추게 되면 뇌에 피가 가지 못해 심장이 회복된다 하더라도 뇌기능이 마비된 뇌사 상태에 빠지게 됩니다.

심폐 소생술과 응급 치료로 환자가 소생된 후의 치료는 어떠한 심장병이 있는가에 따라 달라집니다.

예를 들어, 돌연사가 급성 심근경색증에 의해 발생한 경우에는 막힌 관상동맥을 뚫어주어 피를 잘 흐르게 해주면 돌연사의 재발을 어느 정도 예방할 수 있습니다.

부정맥이 재발할 가능성이 매우 높은 경우에는 재발을 막기 위해 부정맥을 치료하는 약을 쓰거나 부정맥을 자동으로 치료해 주는 인공 심박 조율기나 자동 심실 제세동기를 몸 안에 심어서 예방할 수 있습니다.

증례

47세 남자 환자

고등학교에 다니는 딸과 중학생인 아들을 둔 47세 남자 환자가 회사에서 갑자기 쓰러져서 한방병원에 들렀다가 심장이 나쁜 것으로 의심되어 대학병원 응급실로 전원 되었습니다. 응급실에 내원하여 급성 심근경색증으로 인하여 발생한 부정맥과 쇼크로 진단받았으나 도착 전에 응급 심폐 소생술이 제대로 실시되지 않았고 도착 시간이 경과되어 의식을 회복하지 못하고 3개월간 중환자실에서 인공호흡기를 이용하여 치료하다가 폐렴이 발생하여 결국 사망하였습니다. 그 동안 적금으로 조금씩 모아 두었던 적은 재산은 병원 치료비로 모두 써버리고 한창 자라는 자녀와 부인을 남겨두고 세상을 떠나버린 것입니다. 그 분은 회사에서 열심히 근무하여 인정을 받았으나, 매일 한 갑 반 정도 담배를 피웠고 거의 매일 밤 회사 접대업무로 술좌석을 하였답니다. 업무상 바쁘다는 핑계로 건강 진단 한 번 받지 않고서 지냈답니다. 회사 업무로 바쁜 가운데서도 한 번쯤 자신의 건강과 가족의 장래를 생각하였다면 자신과 가족의 행복을 지킬 수도 있었을 것입니다.

나. 실신

실신이란?

갑작스럽게 의식을 잃고 쓰러졌으나, 스스로 곧 깨어나 정상으로 회복되는 경우입니다. 모든 연령에서 발생하며 특별한 병이 없이도 생기며, 응급실에 오는 환자의 약 3% 가량이 이에 해당합니다.

실신의 원인은?

사람의 의식을 담당하는 뇌로 가는 피의 흐름이 일시적으로 갑작스럽게 저하되어 발생하며, 크게 3가지 원인에 의해서 발생합니다.

- 몸 안의 신경계통을 자동적으로 조절해주는 자율 신경계의 조절이 잘 안되는 경우가 첫 번째 원인입니다. 이는 미주 신경성 실신으로도 불리며, 심장병이 없는 건강한 사람에서도 발생할 수 있습니다. 예를 들어, 지하도와 같이 환기가 안 되는 곳에 오래 서있거나 충격적인 장면을 목격하였을 때 발생하는 실신이 대부분 여기에 해당됩니다. 가뜩이나 긴장하여 교감 신경계가 지나치게 흥분되었다가 뒤따라 일어나는 부교감 신경계의 흥분으로 혈관이 모두 확장되거나 심장이 느리게 뛰게 되어 뇌로 가는 피가 부족하여 일어나는 것입니다. 대부분의 경우에 경과는 매우 좋습니다.

- 심장병이 두 번째 원인입니다. 특히, 가장 흔하고 중요한 원인이 부정맥입니다. 부정맥 이외에도 심장판막증, 심근증, 선천성 심장병 등이 실신을 유발할 수 있습니다. 심장병에 의해 실신이 유발된 경우에는 돌연사의 위험이 매우 높으므로 적극적으로 철저히 치료받아야 합니다.

- 뇌혈관에 병이 있을 때가 세 번째 원인입니다. 뇌혈관 질환에 의해 실신이 발생하는 경우는 드뭅니다. 뇌혈관 질환에 의해 의식이 소실되었을 때에는 저절로 회복되는 경우가 드물고 팔이나 다리에 마비를 동반하는 경우가 많습니다.

실신의 진단은 어떻게 합니까?

- 먼저 실신의 원인을 파악합니다. 자율 신경계의 이상에 의한 것인지, 심장병에 의한 것인지, 뇌혈관 질환에 의한 것인지 구별하여야 합니다. 원인에 따라 치료 방법과 경과가 매우 다르기 때문입니다.

- 이를 위해서는 기초적인 심혈관 검사와 특수 심전도 (심장의 전기 신호를 평균화하고 증폭시켜 찍은 신호 평균화 심전도, 활동중 심전도, 사건 기록기와 같은 특수한 심전도), 몸을 비스듬히 세우면서 검사하는 기립 경사 검사, 심장의 혈관을 촬영하는 관상동맥 조영술, 심장에서 발생하는 전기를 검사하는

심전기 생리학적 검사 및 신경학적 검사 등을 필요에 따라 시행하여야 합니다.

실신의 치료는?

- 원인에 따라 다릅니다.
- 심장병이나 뇌혈관질환이 없이 생긴 미주신경성 실신의 경우에는 원인이 되는 자세나 상황을 피하고 초기에 교감신경이 과도하게 흥분되는 것을 억제하기 위해 교감신경억제제를 투여합니다. 심장병에 의한 경우는 원인이 되는 심장질환에 대하여 치료를 하며 뇌혈관질환에 의한 경우는 뇌혈관질환에 대한 치료를 합니다.

다. 부정맥

부정맥이란?

정상적으로 심장은 우심방 꼭대기에 있는 동결절이라고 하는 지휘 조직에서 만들어진 전기 자극에 의해 분당 60~100회의 빠르기로 규칙적으로 뛥니다. 부정맥이란 심장이 규칙적으로 뛰지 않는 것을 말하며 종류가 매우 많습니다. 부정맥이 생기면 곧 바로 심장 박동이나 맥박이 불규칙해지거나, 분당 60회 미만으로 느려지거나 (서맥증), 분당 100회 이상으로 빨라지는 이상이 발생 합니다 (빈맥증).

부정맥의 종류는?

부정맥에 여러 가지 종류가 있는데 이들 가운데 중요한 것만 간단히 소개해 드립니다.

1. 서맥성 부정맥

서맥성 부정맥이란 심장 박동 또는 맥박이 정상 이하로 느려지는 부정맥을 말합니다. 서맥성 부정맥은 동기능부전이나 방실전도차단에 의해서 생깁니다. 현기증이나 실신이 주요 증상이나 가슴 두근거림, 호흡곤란, 무력감 등을 호소하는 경우도 있습니다.

❶ 동기능 부전

심장이 정상적으로 뛰도록 지휘하는 동결절이라고 하는 지휘조직이 제 기능을 하지 못해서 맥박이 느려지거나 한 번씩 쉬어버리는 것을 말합니다.

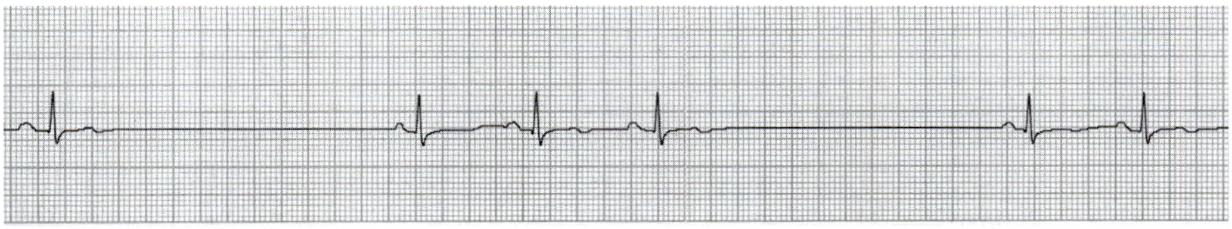

❷ 방실전도차단

동결절에서 만들어진 전기 자극이 심실로 제대로 전도되지 않아 맥박이 느려지거나 빠지는 것을 말합니다.

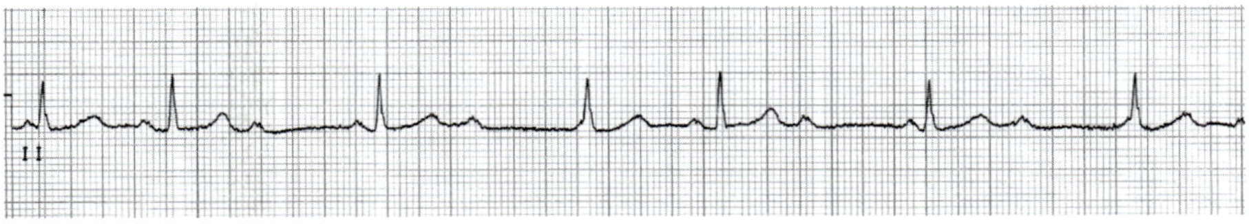

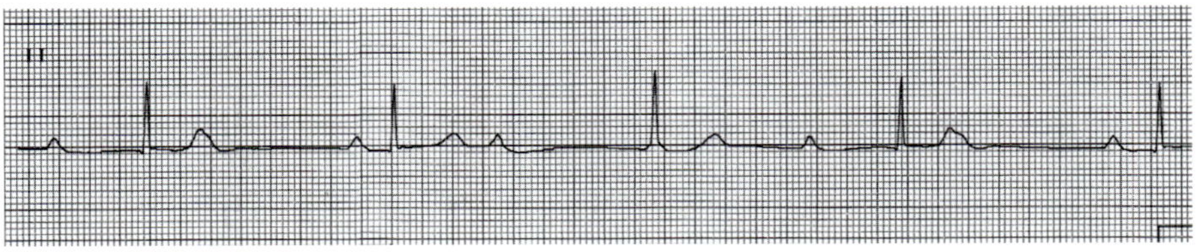

2. 빈맥성 부정맥

빈맥성 부정맥이란 부정맥 가운데 심장 박동이나 맥박이 빨라지는 것을 말합니다. 가슴 두근거림이나 호흡곤란이 주요 증상이나 현기증, 실신, 심장마비 등을 일으킬 수도 있습니다. 빈맥성 부정맥은 발생하는 장소에 따라 심방성 빈맥, 방실 접합부 의존성 빈맥, 심실성 빈맥 등으로 나누어집니다. 일반적으로 심방성 빈맥이나 방실 접합부 의존성 빈맥보다 심실성 빈맥이 더 중한 부정맥이라고 알려져 있습니다.

❶ 심방성 빈맥

심방성 빈맥에는 심방 빈맥, 심방 조동, 심방 세동 등이 있습니다. 이들 가운데 가장 흔한 것이 심방 세동입니다.

심방 세동 가운데 20% 정도는 원인 없이 발생하지만 대부분은 (80%) 고혈압, 관상동맥 질환, 심장 판막증, 심근증과 같은 심장병이나 만성 기관지염이나 갑상선 기능 항진증의 합병증으로 생깁니다. 심방 세동이 생기면 심장 박동이 빠르고 불규칙해 지므로 가슴이 두근거리거나 아프게 되며, 심장 기능이 떨어져서 숨이 차고 어지럽고 심하면 실신할 수도 있습니다. 이뿐만 아니라 심방 세동이 48시간 이상 지속되면 심장 안에 혈전이 생기고 이것이 떨어져 나가면 뇌졸중 등의 합병증이 생기게 됩니다.

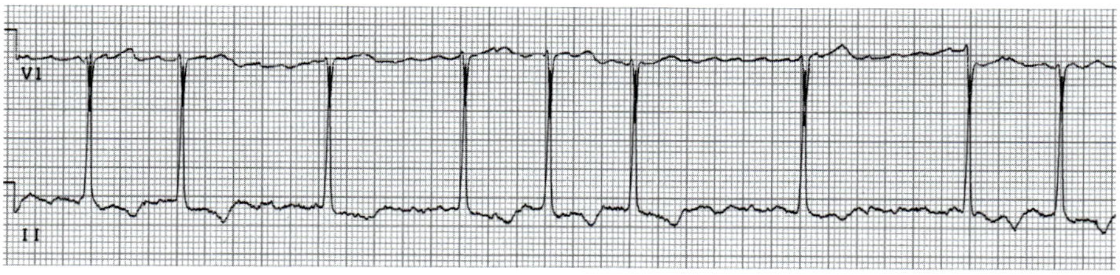

❷ 방실 접합부 의존성 빈맥

방실 접합부 의존성 빈맥이란 빈맥이 심방과 심실을 연결해주는 방실 접합부라고 하는 전도 조직을 이용해서 생기는 빈맥을 말합니다. 방실 접합부 의존성 빈맥은 심장 박동 또는 맥박이 느닷없이 평상시 보다 2배 이상 빨라져서 어느 정도 지속하다가 한 순간에 정상으로 되돌아오는 것이 특징입니다. 이 같은 특징 때문에 흔히 발작성 심실상성 빈맥증이라고 불리고 있습니다. 발작성 심실상성 빈맥증은 심방과 심실 사이에 정상 전도로 외에 샛길 (우회로)이 있어 생깁니다. 전기 자극이 샛길로 새어 나가 정상 전도로와 샛길 사이에 폐쇄 회로가 형성되면 전기 자극이 이 폐쇄 회로 안에서 계속해서 돌면서 심장을 자극하기 때문에 심장이 빠르게 뛰게 됩니다. 샛길은 저절로 없어지지 않기 때문에 이 샛길 때문에 생기는 발작성 심실상성 빈맥증은 평생 가는 부정맥입니다.

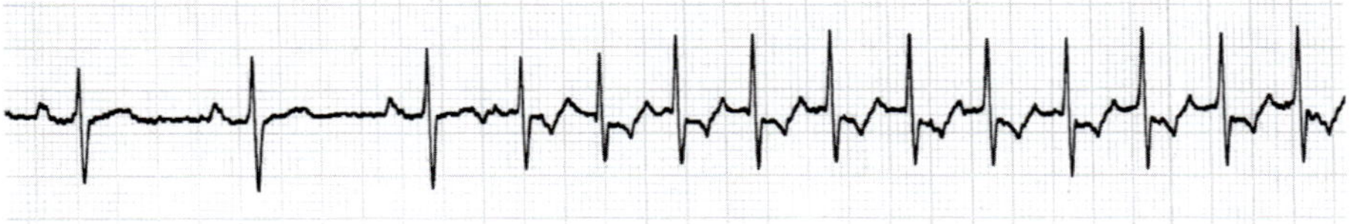

❸ 심실성 빈맥

심실성 빈맥은 빈맥이 심실 조직에서 생기는 것을 말합니다. 심실성 빈맥은 심장 마비를 일으켜 목숨을 앗아갈 수도 있는 악성 부정맥입니다. 실제로 돌연 심장사의 80~90%가 심실성 빈맥에 의해서 일어나고 있습니다. 심실성 빈맥의 거의 대부분은 관상동맥 질환, 심근증, 심장 판막증, 심근염, 전해질 이상, 저산소증, 약물 중독 등에 의해서 생기는데 이들 가운데에서도 관상동맥질환이 전체의 70~80%를 차지합니다.

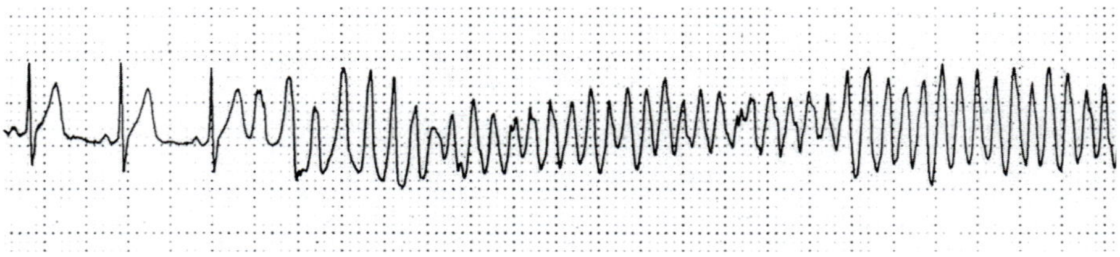

4. 조기 박동

조기 박동은 심장 박동이 정상적으로 나와야 할 때보다 더 빨리 (조기에) 나오는 것을 말합니다. 조기 박동은 심방, 방실 접합부 또는 심실에서 생길 수 있고 나오는 장소에 따라 심방 조기박동, 심실 조기박동, 방실 접합부 조기박동 등으로 불립니다. 정상인에서도 흔히 나올 수 있고 증상이 없으면 치료하지 않아도 되는 부정맥입니다.

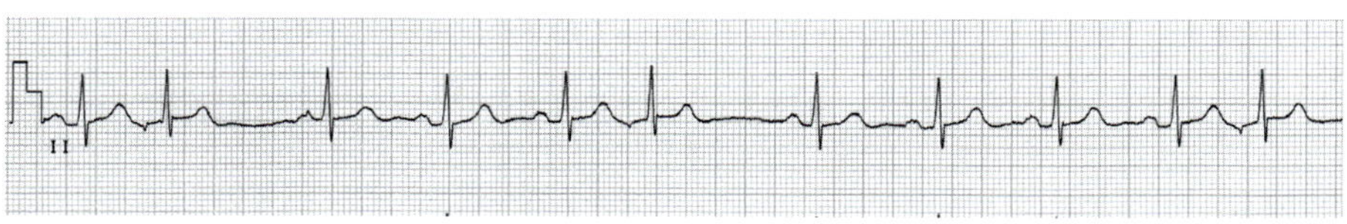

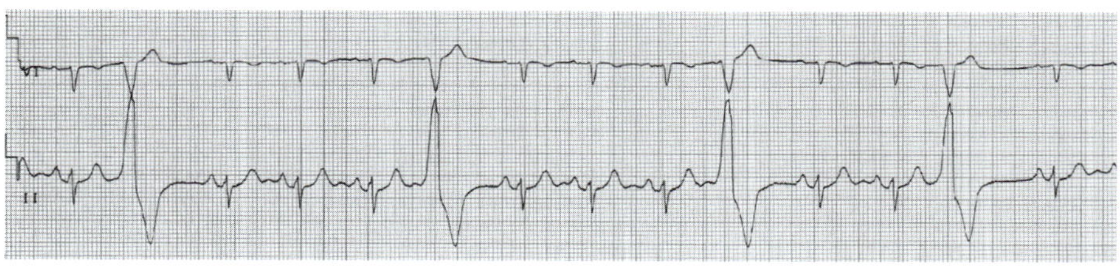

부정맥이 일으키는 증상은?

부정맥의 종류가 여러 가지로 다양하듯이 부정맥의 증상도 아무런 증상이 없는 것으로부터 실신이나 돌연사에 이르기까지 다양합니다.

부정맥의 증상 가운데 가장 흔한 것은 가슴 두근거림(심계 항진)입니다. 두근거림에는 가슴이 방망이질하듯 계속적으로 빠르게 뛰는 경우와 간헐적으로 심장 박동이 하나씩 건너 뛰거나 강하게 느껴지는 경우가 있습니다. 또 다른 증상으로는 호흡 곤란, 흉통, 현기증, 실신, 돌연사 등이 있습니다. 그러나 이런 증상이 꼭 부정맥에 의해서만 유발되는 것은 아니므로 이런 증상이 있을 때 부정맥이 있다고 생각해서는 안됩니다. 그리고 부정맥이 돌연사를 일으키기는 하지만 모든 부정맥이 다 돌연사를 일으키는 것은 아니므로 부정맥이 있다고 해서 어떤 종류인지 따져보지도 않고 무조건 심각하게 생각할 필요는 없습니다.

부정맥은 왜 생기는가?

심장에는 수많은 심근 세포들이 있는데 이들이 조직적으로 일사분란하게 일을 하여야 제 기능을 할 수 있습니다. 따라서 심장에는 심근 세포들을 지휘하는 지휘 조직이 있고 여기에서 만들어진 전기 자극은 하나의 길(전도로)을 통해 심실로 내려가 심근 세포에 전달되도록 되어 있습니다. 부정맥은 심근 세포를 지휘하는 지휘 조직이 전기 자극을 잘 만들어 내지 못하거나 지휘 조직이 아닌 심근

조직이 전기 자극을 만들어 내거나 (자극 생성의 이상), 전기 전도로가 차단되거나 비정상 전기전도로가 있어 전기 자극이 잘못 전달되어서 (자극 전도의 이상) 생깁니다. 자극 생성의 이상이나 전도의 이상은 심근경색증, 심장 판막증, 심근증, 고혈압과 같은 심장병의 합병증으로 발생하는 경우가 많지만 선천적인 경우도 있습니다.

부정맥은 왜 중요한가?

맥박의 이상 즉, 부정맥이 생기면 심장 박동에 이상이 생기고, 심장 박동의 이상은 곧 심장 기능의 이상으로 연결됩니다. 부정맥이 생기면 심장 기능에 이상이 생기고 심한 경우에는 순식간에 혈압을 떨어뜨려 쇼크로 졸도하게 하거나 심장 마비로 급사하기 때문에 중요합니다. 실제로 심장 마비는 거의 모두 악성 심실 빈맥성 부정맥에 의해서 일어납니다.

- 정상적으로는 심장에서 동방 결절이라는 발전소에서 전기를 만들어 분당 60~100회 정도로 심장을 뛰게 만드는 데, 늦게 뛰거나, 빨리 뛰거나 불규칙하게 뛰는 경우를 모두 부정맥이라 합니다.

- 맥박이 분당 60회 이하로 느려지는 경우 서맥(徐脈)이라 하고 100회 이상으로 빨라지는 경우 빈맥(頻脈)이라 하며, 맥박수가 정상이라도 박동이 불규칙해지는 경우 등을 모두 부정맥(不整脈)이라고 합니다.

- 최근에 증가하고 있는 돌연사의 90 % 이상이 부정맥에 의해 발생합니다. 돌연사를 일으키는 부정맥의 대부분은 동맥경화증에 의한 관상동맥 질환에 의해서 초래됩니다.

부정맥은 어떻게 생기는가?

- 심장은 전기자극에 의해서 뜁니다.
- 심장에는 심장을 뛰게 만드는 전기 자극을 만들어 내는 결절이 우심방 위쪽에 있어서 발전소 역할을 하고 여기서 만들어진 전기가 전체 심장에 전달되어 심장이 수축합니다.
- 부정맥은 우심방 결절에서 전기 자극이 잘 안 만들어지는 경우, 전달이 잘 안되는 경우, 또는 전기 자극이 발전소가 아닌 다른 곳에서 만들어져서 심장이 정상적으로 뛰지 않는 경우를 말합니다.

부정맥의 원인은?

- 심장 마비를 일으킬 수 있는 악성 부정맥은 대부분 협심증이나 심근경색증과 같은 관상동맥의 동맥경화증이 그 원인이 되고 심장 판막증, 심근증, 고혈압 등의 심장 질환에 합병되어 이차적으로 나타납니다.

- 다른 심장 질환이 없이 생기거나 선천적으로 오는 경우도 있지만, 다른 심장 질환에 이차적으로 오는 경우가 더욱 많습니다. 모든 심장병은 부정맥의 원인이 됩니다.

부정맥의 증상은?

- 부정맥이란 심장이 정상적으로 뛰지 않는 것이므로 이는 곧바로 심장 수축 이상으로 직결되어 심장 기능의 장애를 초래하게 됩니다.
- 예를 들어, 서맥으로 인하여 심장 박동이 분당 35회로 느려졌다고 하면 심장이 수축하는 횟수가 정상의 절반으로 감소되어 심장에서 뿜어내는 혈액량이 절반으로 줄어들어, 몸 안에 산소와 영양소의 부족 현상이 초래됩니다. 맥박이 정상 이상으로 빨라지면 심장에 피가 채워질 시간이 부족하게 되어 역시 심장에서 뿜어낼 수 있는 피의 양이 감소하게 됩니다.
- 이처럼 부정맥이 발생하게 되면 심장에서 뿜어내는 피가 감소하게 되고 숨이 가쁘고 (호흡곤란), 어지러움 (현기증), 정신이 몽롱해 지고 의식이 가물가물해 지는 현상 (실신) 등이 발생할 수 있으며, 심한 경우에는 심장 마비로 인해 급사할 수도 있습니다.
- 부정맥이 심하지 않을 때에는 심장에서 나가는 피가 감소되어 심한 증상은 생기지 않지만 비정상적인 심장 박동으로 인해서 가슴이 두근거리는 것을 느끼는 심계 항진(心悸亢進)이 발생할 수 있습니다.

따라서 부정맥으로 인해 생길 수 있는 증상은 가슴이 두근거리는 심계 항진으로부터 시작하여 호흡 곤란, 무력감, 흉통, 현기증, 실신, 급사에 이르기까지 다양한데 이같이 증상이 다양한 이유는 부정맥의 종류와 심한 정도가 다양하기 때문입니다.

부정맥을 의심해야 할 경우는?

가슴이 이유 없이 두근거리거나 (심계 항진), 호흡곤란, 흉통, 현기증, 실신 또는 심장 마비 등이 발생하였을 경우 부정맥이 원인이 될 가능성이 많으므로, 심장병 전문의의 진단을 받는 것이 좋습니다.

부정맥 자가 진단법 (자가 진맥법)은?

부정맥 진단법 가운데 마지막으로 부정맥을 스스로 진단해 볼 수 있는 방법을 소개해 드리겠습니다. 이는 가슴이 두근거리거나 숨이 차는 등의 증상이 나타날 때 자신의 맥박을 스스로 만져보는 것입니다. 소위 말하는 '진맥'이라는 것을 스스로 해보는 것입니다. 진맥은 의사가 아니어도 조금만 연습을 하면 얼마든지 할 수 있습니다.

진맥은 맥박이 크게 잘 만져지는 목 (경동맥)이나 서혜부 (대퇴동맥)나 손목 (요골 동맥)에서 합니다. 심장 박동에 따라 팽창하는 동맥을 검지 및 중지로 지긋이 눌러서 만져보고 1분당 맥박수와 박동 하나 하나의 규칙성을 알아보면 됩니다. 자가 진맥법으로 파악된 증상 발작 당시의 맥박의 이상을 진찰받을 때 의사에게 알려주면 진단하는 데 크게 도움이 되어 불필요한 검사를 하지 않아도 될 수 있습니다.

부정맥의 진단 방법은?

1. 심전도 검사

심전도는 심장의 전기적인 활동을 우리 몸의 피부에 부착한 전극을 통해서 기록하는 검사이기 때문에 심장에서 전기 자극이 잘못 만들어지거나 잘못 전달되어서 생기는 부정맥을 정확하게 진단할 수 있게 해줍니다. 심전도는 부정맥 뿐만 아니라 부정맥의 원인이 되는 심장질환도 진단할 수 있게 해줍니다. 따라서 부정맥 진단에 있어서 심전도는 가장 중요한 검사입니다.

심전도 검사는 사용하는 검사 기기와 방법에 따라 일반 심전도 검사 (표준 12유도 심전도 검사), 활동 중 심전도 검사 (홀터 심전도 검사), 사건 심전도 검사, 신호 평균 심전도 검사, 운동 부하 심전도 검사 등이 있습니다.

❶ 일반 심전도

사지와 가슴에 전극을 붙여 심장의 전기적인 활동을 기록하는 검사로서 병원에 가면 흔히 시행하는 검사입니다. 검사하는 데 고통이 전혀 없고 비용이 저렴하며 2~3분밖에 걸리지 않으나 부정맥과 동반된 심장 질환을 정확하게 진단할 수 있게 해줍니다.

부정맥 당시의 심전도 분석을 통해서 부정맥이 빠른 빈맥인지 느린 서맥인지 구별할 수 있습니다. 이뿐만 아니라 빈맥을 일으키는 전기 자극이 ① 심실에서 생기는 것 (심실성 빈맥)인지 ② 방실 전도로나 심방과 같은 심실 상부 조직에서 생기는 것 (심실상성 빈맥)인지 알 수 있고, 서맥도 ① 심장 율동을 지휘하는 동방 결절이 제대로 전기 자극을 만들어 내지 못해서 생기는 것 (동결절 기능부전)인지 ② 전기 자극이 심실에 제대로 전달되지 못해서 생긴 것 (방실 전도 차단)인지 알 수 있습니다.

이와 같이 심전도로 부정맥을 정확하게 진단할 수 있지만 문제는 심전도를 기록할 당시에 부정맥이 사라져 버리는 경우가 많다는 것입니다. 부정맥이 저절로 사라져 버리면 심전도에도 부정맥이 기록되지 않으므로 부정맥을 진단할 수 없게 됩니다. 이럴 경우에는 한 순간의 심장 상태를 기록하는 일반 심전도로는 부정맥 발작을 포착하기 어려우므로 심장 율동 상태를 계속적으로 감시하고 기록할 수 있는 심전도 검사를 시행해야 합니다.

❷ 활동 중 심전도 (홀터 심전도)

부정맥이 지속하지 않아 일반 심전도에 부정맥이 기록되지 않는 경우에 사용하는 심전도 검사입니다. 이는 휴대용 녹음기와 같이 생긴 심전도 기록 장치를 휴대하고 다니면서 24~48시간동안 일상 활동 중에 일어나는 심장의 모든 전기적 활동을 기록하는 것입니다. 활동 중 심전도는 기록 시간이 일반 심전도에 비해 길기 때문에 부정맥 발작 당시를 포착하여 부정맥을 진단할 수 있는 가능성이 매우 커집니다.

❸ 사건 기록 심전도

부정맥 발작이 아주 드물게 일어나는 경우에는 활동 중 심전도 검사 기간 (24~48시간) 동안에도 부정맥이 발생하지 않을 수 있습니다. 이럴 경우를 위해서 시행하는 검사입니다. 사건 기록 심전도는 무선호출기나 전자 수첩같이 생겼으며 휴대하고 다니다가 부정맥 증상이 발생하면 기록 단추를 눌러 심전도를 저장하고 기록하는 장치입니다 (사진 1). 이는 검사 기간에 제한이 없어 1~2주 또는 3~4주 동안 증상이 나올 때까지 심전도를 기록할 수 있는 것이 장점입니다.

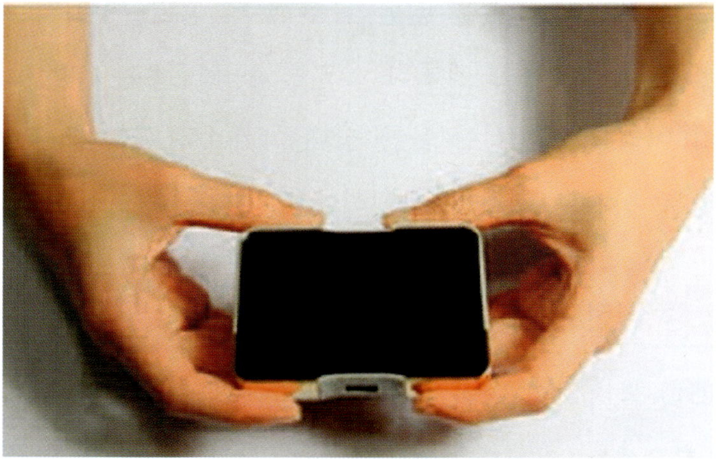

사진 1. **사건 기록기.** 카드 형 (왼 쪽)과 호출기 형 (오른 쪽)이 있다. 기간에 제한 없이 휴대하고 다니다가 증상이 생기면 기록 단추를 눌러 심전도를 기록하여 무선으로 전송하여 증상이 생긴 무엇인지를 진단하는 장치이다.

❹ 스마트 기기

최근에는 스마트 워치, 밴드 등을 이용해 심전도를 모니터하는 기기도 상용화 되었으며, 미국 등 몇 개 국가에서는 사용이 승인되어 사용 중입니다. 우리 나라에서는 아직 실제 의료 현장에서 널리 쓰이고 있지는 않지만 향후 부정맥 진단에 유용하게 사용될 것으로 예상됩니다.

2. 운동부하 심전도

부정맥 가운데 운동과 관련되어 발생하는 부정맥이 있습니다. 이럴 경우에는 달리기 운동을 하면서 심전도를 시행하는 운동부하 심전도 검사가 부정맥을 진단하는 데 도움이 됩니다.

심전기 생리 검사란?

1. 심전기 생리 검사란?

심전기 생리 검사는 부정맥의 종류와 발생 기전을 확실하게 규명해 주는 부정맥 검사로서 부정맥 검사 가운데 마지막으로 시행하는 검사입니다.

심전기 생리 검사는 사타구니나 빗장뼈 아래에 있는 정맥을 통해서 가느다란 전선 같은 전극도자를 심장 안에 넣고 심장에서 생기는 전기의 흐름을 기록하고 심장에 자극을 가하여 자극에 대한 반응을 분석하여 부정맥의 종류와 심한 정도 그리고 부정맥이 발생하게 된 이유 등을 밝혀내는 부정맥 정밀 검사입니다. 말초혈관을 통해 심장에 전극 도자를 넣어야하기 때문에 심장 혈관 촬영기와 같은 특수한 장비와 시설이 필요하고 심전기 생리 검사 전문의가 있어야 하기 때문에 일부 대학 병원에서만 시행되고 있습니다. 심전기 생리 검사는 입원해서 시행합니다. 전남대학교병원 순환기내과에서는 심전기 생리 검사를 1983년에 처음으로 시작하여 현재까지 5,000명이 넘는 환자에서 심각한 합병증 없이 시행하였습니다. 그동안 성공률은 98%정도이었으며 사망한 예는 한 명도 없었습니다.

2. 심전기 생리 검사는 어떻게 받습니까?

예약

응급한 경우가 아니면 예약 검사가 원칙입니다. 예약은 외래 진료중 담당의사가 환자 및 보호자와 상의하여 가장 편리한 날로 정하여줍니다 (보통 2~4주 후). 생리가 있으신 분들은 생리가 겹치지 않도록 검사 날을 정하시는 것이 좋습니다.

입원

검사 하루 전날 오후 3~4시경에 외래를 통해 입원합니다. 입원한 후에는 검사를 위해 빠진 기본 검사가 없는지 확인하여 시행합니다. 그리고 염증이 생기는 것을 예방하기 위해 검사 기구를 넣을 혈관이 있는 양쪽 사타구니에 난 털을 면도로 제거합니다.

검사

검사 당일에는 입으로는 어떠한 것도 먹지 않아야 합니다 (금식). 하지만 담당 의사의 지시에 의해 주어지는 약 (고혈압 치료제, 협심증 치료제, 콜레스테롤 치료제 등)은 드셔야 합니다. 당뇨병이 있으신 분은 저혈당의 위험이 있으므로 인슐린이나 경구용 혈당강하제는 투여하지 마십시오. 속옷은 모두 벗고 환의만 입으셔야 합니다. 소변 호스가 넣어진 경우가 아니면 출발 직전에 소변을 완전히 보십시오.

3. 심전기 생리 검사의 시술 과정은?

입원실에서 운반용 침대로 심혈관촬영실로 옮겨진 후 다음과 같은 과정으로 전기생리검사가 시행됩니다 (사진 2, 3).

❶ 심전기 생리 검사실 검사대 위로 옮겨집니다.

❷ 전기 도자를 넣을 사타구니를 소독하고 소독포로 덮습니다.

❸ 사타구니를 국소 마취제로 마취하고 주사 바늘로 혈관을 찾습니다.

❹ 주사 바늘 안으로 가늘고 부드러운 유도 철선을 혈관 안에 넣습니다.

❺ 주사 바늘은 빼고 유도 철선만 남겨 둡니다.

❻ 남은 유도 철선 위로 직경이 큰 플라스틱 관을 혈관 안으로 넣습니다.

❼ 전극 도자를 플라스틱 관 안으로 넣어 혈관을 통해 심장에 위치시킵니다.

❽ 전극 도자를 통해 심장에서 발생하는 전기 자극을 기록하고 심장에 자극을 가하여 그 반응을 분석하고 기록합니다.

❾ 검사 후에는 전극 도자와 플라스틱 관을 빼내고 기구들을 넣기 위해 뚫었던 혈관을 손으로 5~20분간 눌러 피가 새지 않도록 지혈합니다.

심전기 생리 검사 과정 중에 환자는 의식이 있기 때문에 의료진과 대화를 할 수 있으며 원하면 좋아하는 음악을 들을 수도 있고 편안히 주무시기를 원하면 재워줄 수도 있습니다. 소요 시간은 부정맥의 종류에 따라 다르고 보통 1~2시간 정도 됩니다.

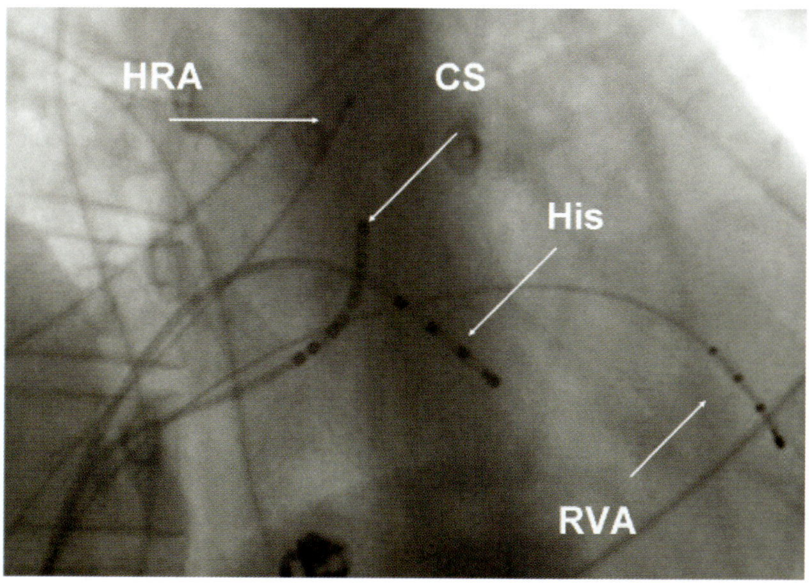

사진 2. 심장 안에 전극선(전극도자)이 위치되어 있는 모습.
말초 혈관을 통해서 심장 안에 4개의 전극선이 우심방, 방실 접합부, 우심실, 관상 정맥동에 위치되어 있다. 이 전극선을 통해 심장에서 일어나는 전기적인 현상을 기록하고 자극하여 부정맥의 원인을 규명하고 치료 계획을 세운다.

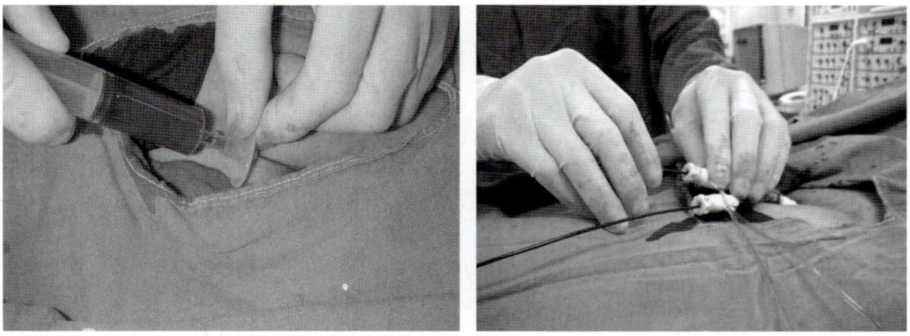

사진 3. 심전기 생리 검사를 위해 전극선(전극 도자)를 삽입하는 모습.

소독을 하고 전신을 소독포로 덮은 다음 국소 마취를 하고 주사 바늘로 말초 혈관을 찾아 (왼쪽) 플라스틱 관을 혈관 안에 위치시키고 이 플라스틱관을 통해 전극선을 심장에까지 넣는다 (오른쪽).

4. 심전기 생리 검사 후에는 무엇을 주의해야 합니까?

혈관을 뚫은 쪽의 허벅지 관절 (고관절)은 검사 후 3시간 (정맥인 경우) 또는 6시간 (동맥인 경우) 정도는 구부리지 않아야 합니다. 그리고 가슴이 아프거나 숨이 차거나 지혈한 부위에서 출혈이 있거나 통증이 있으면 지체하지 말고 즉시 담당 의사나 간호사에게 말씀해 주셔야 합니다.

부정맥의 치료법은?

- 부정맥은 다양해서 그 치료법도 다양합니다. 부정맥이 있더라도 증상이 없을 경우에는 대부분 치료가 필요하지 않지만 심

각한 부정맥의 경우에는 증상이 없거나 매우 경미하더라도 실신이나 돌연사를 예방하기 위해 예방적으로 치료를 하여야 할 경우가 많습니다. 따라서, 부정맥 치료의 필요 여부는 대학병원의 심장내과 전문의의 판단에 맡기는 것이 좋습니다.

- 심장이 느리게 뛰는 서맥의 치료는 심장이 뛰는 상태를 감시하고 있다가 제대로 뛰지 않을 경우에는 심장에 전기 자극을 가하여 심장을 정상적으로 뛰게 해주는 인공 심박 조율기를 몸 속에 이식해주는 방법이 있습니다.

부정맥에 대한 약물 요법은?

1. 항부정맥 약물요법

항부정맥 약물 요법이란 항부정맥 약을 투여하여 심장 박동을 비정상적으로 만들어 내는 비정상 심장 조직을 억제하여 부정맥을 정상으로 전환시키거나 부정맥이 재발하지 않도록 하는 것을 말합니다.

항부정맥 약에는 여러 가지 종류가 있는데 부정맥의 종류와 환자의 상태에 따라 사용하는 경우가 다 다릅니다. 항부정맥 약은 거의 모든 종류가 심장 기능을 억제하고 목숨을 앗아갈 수도 있는 치명적인 악성 부정맥을 유발할 수도 있으므로 부정맥 치료에 경험이 많은 부정맥 전문의로부터 처방을 받으셔야 합니다.

2. 항응고요법

항응고요법이란 피가 서로 잘 엉기지 않게 하는 약을 투여하는 것입니다. 심방 세동이나 심방 조동과 같은 부정맥이 있을 때에는 심방에 피가 고이게 되어 혈전이 생길 위험이 높습니다. 심장 안에 생긴 혈전은 언제든지 예고 없이 떨어져 나와 뇌, 심장, 신장, 소장, 대장, 하지 등으로 가는 동맥을 막아 뇌경색 (뇌졸중), 심근경색, 신장 경색, 장간막 동맥 경색증, 하지 괴사 등을 일으킬 수 있습니다. 따라서 심방 세동이나 심방 조동이 있을 때에는 담당 의사와 상의하여 항응고요법을 시행하여야 합니다.

항응고요법은 혈액이 응고되는 것을 억제하기 때문에 지혈이 잘 안되거나 멍이 잘 들 수 있고 경우에 따라서는 혈변이 나오거나 뇌출혈이 생길 수도 있습니다. 이러한 부작용은 혈액 응고 기능을 일정한 정도로 억제할 경우에는 거의 생기지 않기 때문에, 항응고요법을 위해 와파린을 드시는 환자인 경우 수시로 (보통 1-4주 간격) 혈액 응고 기능 (PT : prothrombin time, 프로트롬빈 시간)을 검사하여 투여 용량을 조절합니다. 혈액 응고 기능은 항응고제를 일정한 용량으로 복용하고 있을 경우에도 음식물, 약물, 간 기능 상태 등에 의해서 달라질 수 있으므로 방문할 때마다 PT 검사를 통해 확인해야 합니다.

최근에는 와파린을 대신하여 새로운 항응고제 (NOACs)가 나와 임상에 이용되고 있습니다. 릭시아나, 엘리퀴스, 프라닥사, 자렐토가 이러한 계열의 약제이며 기존의 와파린 대비 출혈의 위험이 적고 효과도 비슷하거나 더 우수하고 또한 체내에서 농도가 일정하게 유지되어 내원 때마다 PT검사를 할 필요도 없습니다.

항응고제를 복용하고 있는 환자는 아래 사항을 꼭 지켜야 합니다.
항응고제를 복용하고 있는 환자는 아래 사항을 꼭 지켜야 합니다.

❶ 약 용량을 임의로 조절하거나 복용을 중단해서는 안됩니다. 임의로 용량을 조절한다든지 하루를 거르고 이틀 분을 한꺼번에 복용한다든지 출혈이외의 경미한 부작용 때문에 의사와 상의 없이 투약을 중단하지 않아야 합니다.

❷ 다른 곳에서 치료받을 때에는 반드시 항응고제를 복용하고 있다는 것을 말씀하십시오. 아스피린, 항생제, 항진균제, 이소나이아지드, 갑상선 호르몬, 스테로이드, 타목시펜, 비타민 E, 소화성 궤양치료제(H_2 길항제, 오메프라졸), 아미오다론, 프로프라놀롤, 프로파페논, 스타틴계 지질 강하제 등을 병용하면 혈액 응고가 과도하게 억제되어 출혈 위험이 높아지고, 아루사루민, 리팜핀, 바비츄레이트, 카바마제핀, 이뇨제 등을 병용하면 응고 억제 작용이 약화되어 혈전의 위험이 높아지기 때문에 용량 조절이 필요하기 때문입니다.

❸ 상처가 생기는 외과적 치료나 치과 치료를 받을 때에도 반드시 항응고제 복용 사실을 알려야 합니다. 지혈이 잘 안되어 문제가 생길 수 있습니다.

❹ 임신을 원하거나 임신이 되었을 때에도 반드시 담당 의사에 알려야 합니다. 임신 초기에는 태아 기형을 유발할 수 있습니다.

모유 수유는 문제가 안됩니다.

❺ 혈변, 흑변 (자장면 같은 검은 색 변), 혈뇨, 심한 두통, 의식 변화, 멈추지 않는 출혈이 있으면 곧 바로 병원에 오셔야 합니다.

인공 심박 조율기에 관하여

1. 인공 심박 조율기란?

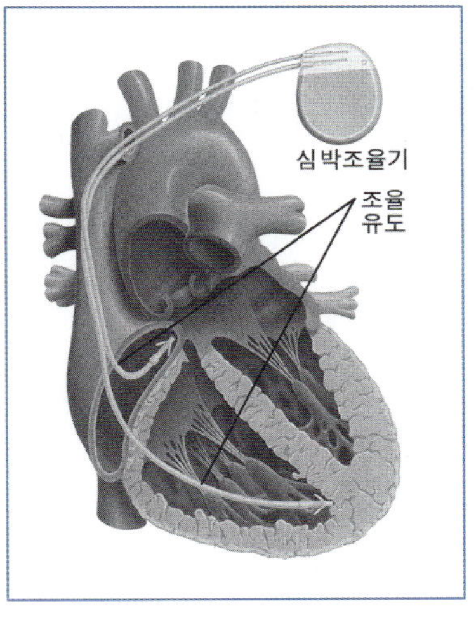

인공 심박 조율기란 심장에서 전기 자극을 잘 못 만들어 내거나 잘 전달되지 않아서 맥박이 느려지거나 빠지는 서맥증 환자에서 심장이 정상적으로 뛰도록 해주는 기계 장치입니다. 인공 심박 조율기에는 기계 장치를 신체 외부에 임시적으로 장착하여 맥박이 정상적으로 뛰도록 해주는 임시형 인공 심박 조율기와 영구적으로 살 속에 묻어두는 영구형 인공 심박 조율기가 있습니다. 전남대학교병원 순환기 내과에서는 영구형 인공 심박 조율기 이식을 1983년 처음으로 시행하여 현재까지 3,500여명의 환자에서 환자의 여러 가지 상태를 고려하여 각 환자에 가장 잘 맞는 심박 조율기를 선택하여 이식하였습니다.

임시형 인공 심박 조율기는 서맥이 생겼으나 회복될 가능성이 많

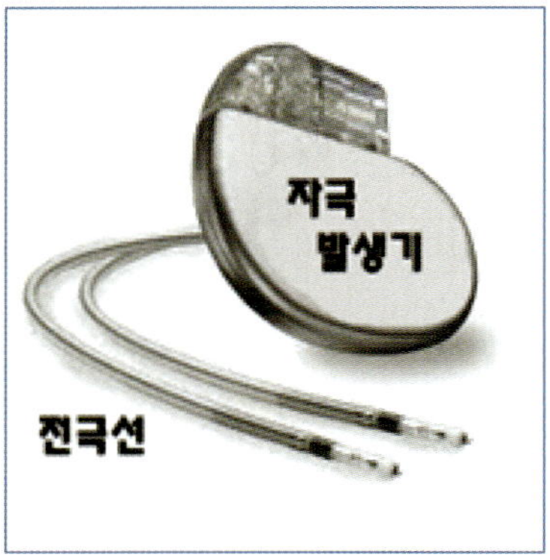

은 경우나 영구형 인공 심박 조율기를 이식하기 전까지 환자 상태를 안정시키기 위해 시술합니다. 수술은 국소 마취 하에서 시행합니다. 임시형의 경우에는 사타구니 정맥이나 쇄골하 정맥을 이용하고 소요 시간은 10~20분 정도 됩니다. 영구형 심박 조율기는 쇄골 (빗장뼈) 아래 어깨 근처의 가슴 벽에 이식하고 소요 시간은 1~2시간 정도 됩니다.

2. 영구형 인공 심박 조율기 이식 수술 과정

❶ 국소마취 후 왼쪽이나 오른쪽 쇄골 밑에 피부를 3~4cm 정도 절개합니다.

❷ 피부 절개 후 피부 밑에 인공 심박 조율기를 넣을 주머니를 만듭니다.

❸ 방사선 투시기를 이용하여 쇄골하 정맥에 플라스틱 관을 넣습니다.

❹ 플라스틱 관을 통해 조율용 전극선 (조율 유도)을 심장 안으로 넣습니다.

❺ 조율 유도가 적당한 위치에 잘 고정되었는지 확인합니다.

❻ 조율 유도를 인공 심박 조율기 본체 (자극 발생기)에 연결합니다.

❼ 인공 심박 조율기 본체를 절개된 피부를 통해 피부 밑 주머니에 넣습니다.

❽ 절개된 피부를 꿰맵니다.

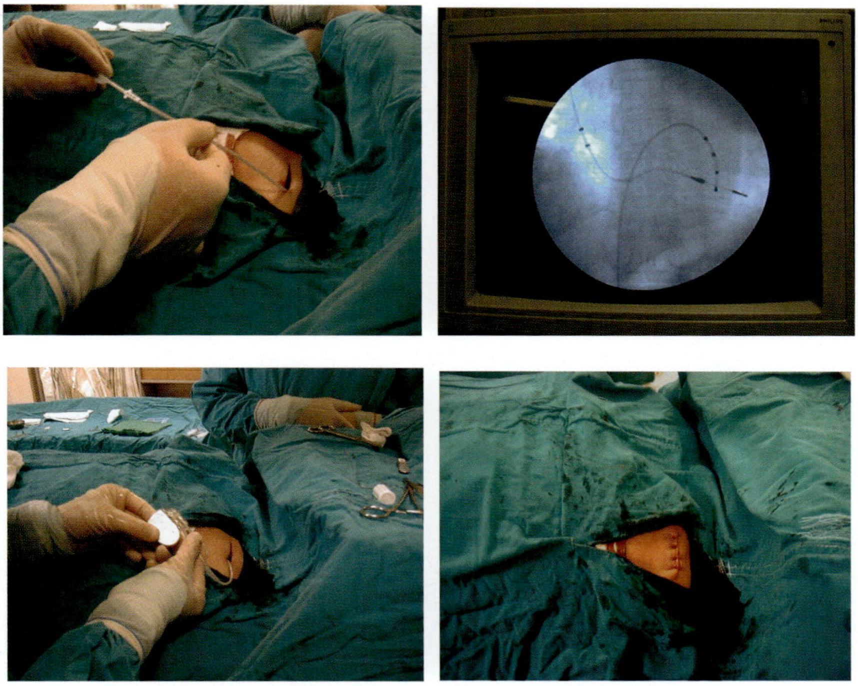

사진 4. **영구형 인공심박 조율기 이식 과정.**

왼쪽 위 : 피부를 절개한 후 전극선(조율유도)을 정맥을 통해 심장에 넣는 장면, 오른쪽 위 : 조율유도가 심장에 위치된 방사선 투시 화면, 왼쪽 아래 : 조율유도를 심박 조율기 본체에 연결하고 있는 모습, 오른쪽 아래 : 심박 조율기 본체를 피부 밑에 이식하고 절개된 피부를 봉합한 모습.

3. 인공 심박 조율기 이식 후 주의 사항은?

인공 심박 조율기 이식 수술 후 보통 7일간 입원하게 됩니다. 절개 부위를 꿰맸던 실은 7일 만에 뺍니다.

❶ **목욕 :** 실 빼고 난 7일 후에 하셔야 합니다.

❷ **팔 운동 :** 심박 조율기가 이식된 쪽의 팔 운동은 3개월까지는 어깨 높이 이상 올라가지 않도록 하셔야 합니다.

❸ **일상 활동 및 운동 :** 3개월 이후부터 평상시 하던 모든 활동이나 운동을 하실 수는 있으나 시술한 쪽 팔로 무거운 물건을 들거나 세게 잡아당기는 것 등은 조율 유도를 상하게 할 수 있으므로 피해야 합니다. 심박 조율기기 이식된 쪽으로 배낭을 매는 것도 삼가야 합니다.

❹ **성생활 :** 퇴원 직후부터 하셔도 무방합니다.

❺ **투약 및 검진 :** 담당 의사가 처방한 약은 모두 처방대로 드셔야 하며 정기적인 검진은 지속되어야 합니다.

❻ **치과 치료 :** 충치 치료, 방사선 촬영, 치석 제거술 (스케일링) 등은 문제가 없습니다.

❼ **전자기기 및 가전제품 :** 집에서 쓰는 모든 가전제품과 전자기기는 사용하셔도 되지만 자석 요나 고주파 또는 초음파 온열치료기 등은 사용하지 않으셔야 합니다. 휴대폰은 사용하실 수 있으나 심박 조율기와 최소한 15cm 이상의 거리를 유지하는 것이 좋습니다.

❽ **MRI, 컴퓨터 단층 촬영 :** MRI 검사는 할 수 없으나 컴퓨터 단층 촬영은 가능합니다.

❾ 운전은 하셔도 됩니다.

4. 심박 조율기 점검과 조정

인공 심박 조율기를 이식한 후에는 심박 조율기가 환자의 상태에 가장 알맞게 작동하여 심장 기능을 최상의 상태로 유지하고 심박 조율기의 수명도 극대화하기 위해 주기적으로 심박 조율기를 점검하고 필요에 따라 심박 조율기의 기능을 재조정 해주어야 합니다.

심박 조율기의 점검과 조정은 심전도와 심박 조율기 조정기 (프로그래머)라고 하는 일종의 리모콘으로 하기 때문에 전혀 고통스럽지 않습니다. 심박 조율기 점검 시에는 심장 조율에 필요한 최소 에너지 즉, 조율 역치를 구하고 이것에 근거하여 조율 자극의 세기를 조정합니다. 조율 자극의 세기가 커지면 전기가 많이 소모되어 배터리 수명이 줄고 조율 자극의 세기를 작게 하면 조율이 안 될 위험이 커지므로 조율 자극의 크기는 조율 역치의 2배의 크기로 하도록 되어 있습니다. 따라서 심박 조율기 점검 시에는 조율 역치의 정확한 측정이 필수적입니다. 이처럼 심박 조율기의 점검과 재조정은 심장 기능을 최상으로 유지하고 심박 조율기의 수명을 최대로 연장하기 위해서 꼭 필요하므로 주기적으로 받으셔야 합니다. 그리고 아무런 문제가 없다하더라도 적어도 1년에 한 번은 점검을 받으시는 것이 좋습니다. 자기의 생일을 점검하는 날로 하면 쉽게 잊어버리지 않아서 좋습니다.

5. 심박 조율기 교체

심박 조율기 내부에는 심박 조율기를 작동시키는 전지가 들어 있는데 이 전지가 소모되면 심박 조율기를 교체해야 합니다. 심박 조율기의 교체 시기는 조율 자극의 세기와 심박 조율기가 얼마나 많이 심장을 조율해 주어야 하는지에 의해서 달라집니다. 교체 시술은 이식 수술과 비슷하나 전지만 교체하기 때문에 이식 수술보다는 좀 더 간단하고 30~60분 정도 소요됩니다.

- 빈맥의 치료법에는 부정맥을 치료하는 약제를 이용하여 이상한 전기가 만들어지는 것을 억제하는 약물 요법과 비정상 전기 자극을 만들어 내는 조직을 고주파로 파괴시켜서 부정맥을 근본적으로 치료하는 고주파 전기요법이 있습니다.
- 어떤 치료 방법을 선택할 것인지는 부정맥의 종류와 정도에 따라서 결정합니다. 심장 마비를 일으킬 수 있는 나쁜 심실성 부정맥의 경우에는 부정맥을 즉각 치료하고 만약 치료가 잘 되지 않으면 환자는 곧바로 사망하게 됩니다.
- 이러한 응급 환자는 전기충격을 가하여 부정맥을 바로 치료합니다. 때로는 몸속에 자동 심실 제세동기라는 담뱃갑 크기 정도의 장치를 살 속에 이식하기도 합니다.
- 최근에는 3D장비를 이용한 부정맥 시술을 활발하게 하고 있습니다. 과거 장비와 비교해 성공률도 높고 방사선 노출이 적어 환자에게 많은 이점이 있습니다.

자동 심실 제세동기에 대하여

1. 자동 심실 제세동기란?

돌연사 또는 급사는 대부분 심실 빈맥이나 심실 세동과 같은 악성 심실 빈맥성 부정맥에 의한 심장 마비에 의해서 발생합니다. 자동 심실 제세동기는 심장의 박동을 계속 감시하고 있다가 이 같은 악성 부정맥이 발생하면 이를 감지하여 심장에 전기 자극이나 충격을 가하여 부정맥을 즉각 중지시켜 심장 마비를 풀어주는 장치입니다 (사진 5). 심박 조율기와 거의 같은데 심장에 충격을 가할 수 있는 기능이 있는 점이 다릅니다. 2001년에 미국 부통령 딕 체니도 자동 심실 제세동기를 이식 받은 기왕력이 있습니다. 전남대학교병원 순환기내과에서는 자동 심실 제세동기 이식을 1998년도부터 시행하였습니다.

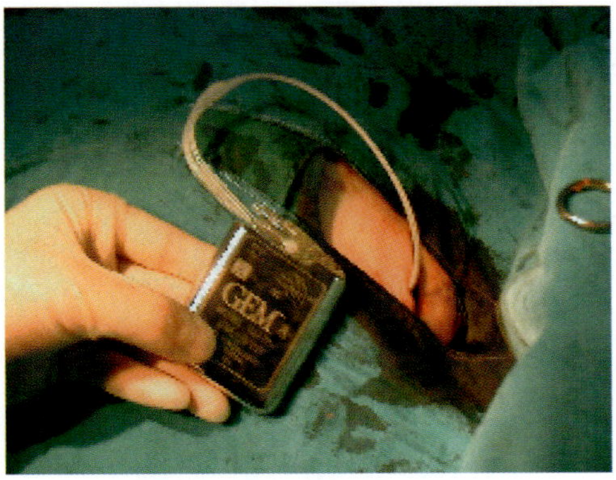

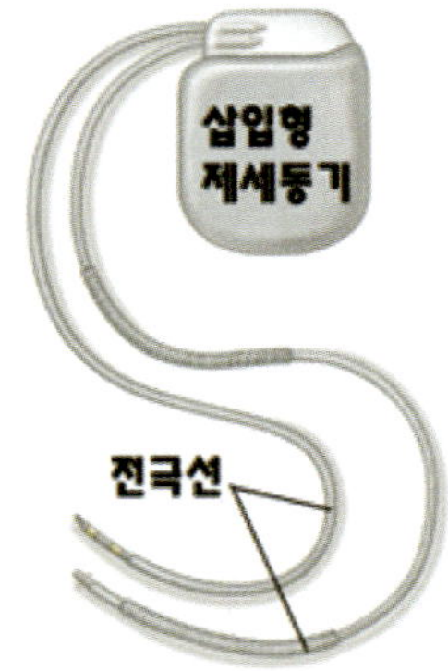

사진 5. 자동 심실 제세동기 이식.

피부를 절개한 다음 전극선을 심장에 위치시킨 다음 전극선을 자동 심실 제세동기 본체에 연결한 모습 (왼쪽)과 이식 후 사진 (오른쪽)이다.

2. 자동 심실 제세동기 이식 수술 과정

자동 심실 제세동기는 심박 조율기와 같이 국소마취 하에 쇄골(빗장뼈) 아래 어깨 근처의 가슴 벽에 이식합니다.

❶ 국소마취 후 왼쪽이나 쇄골 아래 피부를 4~5cm 정도 절개합니다.

❷ 피부 절개 후 피부 밑에 자동 심장제세동기를 넣을 주머니를 만듭니다.

❸ 방사선 투시기를 이용하여 주사바늘로 쇄골하 정맥을 찾아 플라스틱 관을 넣습니다.

❹ 심장 충격 및 자극용 전극선 (유도)을 플라스틱 관을 통해 심장 안으로 넣습니다.

❺ 전극선이 적당한 곳에 위치되었는지 확인합니다 (이 때는 약물로 잠깐 재워드립니다).

❻ 전극선을 자동 심실 제세동기 본체 (충격 발생기)에 연결합니다.

❼ 자동 심실 제세동기 몸체를 절개된 피부를 통해 피부 밑 주머니에 넣습니다.

❽ 절개 부위를 꿰맵니다.

3. 자동 심실 제세동기 이식 후 주의 사항은?

자동 심실 제세동기 이식 후 주의 사항은 영구형 심박 조율기 이식과 같습니다. 이식 후에는 보통 7일간 입원하게 됩니다. 절개 부위를 꿰맸던 실도 보통 7일 만에 빼게 됩니다.

❶ **목욕 :** 실 빼고 난 7일 후에 하셔야 합니다.

❷ **운동 :** 자동 심실 제세동기가 이식된 쪽의 팔 운동은 3개월까지는 어깨 높이 이상 올라가지 않도록 하셔야 합니다. 3개월 이후부터 평상시 하던 모든 운동을 하실 수는 있으나 시술한 쪽 팔로 무거운 물건을 들거나 세게 잡아 당기거나 비틀지 않아야 합니다. 또한 배낭 등을 매는 것도 삼가야 합니다.

❸ **성생활 :** 퇴원 후부터는 무방합니다.

❹ **투약 :** 담당 의사가 처방한 약은 모두 처방대로 드셔야 하며 정기적인 검진은 계속해야 합니다.

❺ **치과 치료 :** 충치 치료, 방사선 촬영, 치석제거술(스케일링) 등은 문제가 없습니다.

❻ **운전 :** 상업용 차량 운전은 하지 않아야 합니다. 자가용인 경우에도 이식 후 6개월 동안은 하지 않아야 합니다. 6개월 동안 심실 빈맥성 부정맥이 재발하지 않은 경우에는 자가용에 한해서 하실 수 있습니다.

❼ **전자기기 및 가전제품 :** 집에서 쓰는 모든 가전제품과 전자기기는 사용하셔도 되지만 자석 요나 고주파 또는 초음파 온열치료기 등은 사용하지 않으셔야 합니다. 휴대폰은 언제든지 사용할 수 있으나 심실 제세동기를 사용할 때에는 자동심실 제세동기와 최소한 15cm 이상의 거리를 유지하여야 합니다.

❽ **자기공명검사(엠알아이 : MRI), 컴퓨터 단층 촬영 :** MRI 검사는 할 수 없으나 컴퓨터 단층 촬영은 가능합니다.

❾ 다른 병원이나 치과를 방문할 때는 진료 의사에게 자동 심실 제세동기를 이식 받은 환자라는 것을 알려 주어야 합니다.

4. 심실 제세동기의 점검과 조정

심실 제세동기를 이식한 후에는 심실 제세동기가 환자의 상태에 가장 알맞게 작동하여 악성 심실 빈맥성 부정맥에 의한 졸도나 급사를 예방하고 심실 제세동기의 기능과 수명도 극대화하기 위해 주기적으로 점검하고 필요에 따라서는 기능을 재조정해 주어야 합니다.

심실 제세동기의 점검과 조정은 심박 조율기와 같이 심전도와 심실제세동기 조정기 (프로그래머)라고 하는 일종의 리모콘으로 하기 때문에 전혀 고통스럽지 않습니다. 심실 제세동기의 점검과 재조정은 심실제세동기의 기능과 수명을 극대화하기 위해서 꼭 필요하므로 주기적으로 받으셔야 합니다. 따라서 아무런 문제가 없다하더라도 적어도 1년에 한 번은 점검을 받으시는 것이 좋습니다. 자기의 생일을 점검하는 날로 하면 쉽게 잊어버리지 않아서 좋습니다.

5. 심실 제세동기 교체

심실 제세동기 내부에는 심실 제세동기를 작동시키는 전지가 들어 있는데 이 전지가 소모되면 심실 제세동기 가운데 본체를 교체해야 합니다. 심실 제세동기의 교체 시기는 부정맥 발작을 치료하기 위해 심장에 자극이나 충격을 방출한 횟수에 따라 달라집니다.

교체 시술은 이식 수술과 비슷하나 본체만 교체하기 때문에 이식 수술보다는 간단하고 30~60분 정도 소요됩니다.

부정맥의 합병증은?

- 심각한 부정맥인 경우 즉시 치료하지 않으면 졸도하거나 급사할 수 있습니다.
- 치명적인 부정맥이 아니더라도 방치하면, 심부전증이나 혈전증을 일으켜 뇌졸중, 신장경색, 팔다리의 썩음(괴사) 등과 같은 합병증을 유발할 수 있습니다.

부정맥의 예방은 어떻게?

- 태어날 때부터 생기는 부정맥은 예방이 불가능 하지만, 후천적으로 생기는 부정맥은 부정맥의 원인이 되는 심장병을 예방하거나 치료함으로써 예방이 가능합니다.
- 치명적인 부정맥은 대부분 심근경색증에 의해 이차적으로 발생하기 때문에 동맥경화증의 예방과 치료가 가장 중요합니다. 즉 금연, 규칙적인 운동, 고혈압, 고지혈증, 당뇨병 등을 치료하여야 합니다.

부정맥 수술은 어떤 경우에?

일부 부정맥은 수술에 의해서 완치가 가능합니다만 근래에 전극 도자 절제술이 크게 발전하여 심실 빈맥이나 심방 세동을 비롯한 심방성 빈맥을 제외하고는 성공률이 90% 이상으로 수술 치료 성적을 능가하여 수술적 치료는 전극 도자 절제술이 실패한 경우에 국한하여 시행되고 있는 실정입니다.

라. 심장 판막증

심장 판막이란?

심장에는 피가 거꾸로 흘러가는 것을 막아주는 문이 있으며, 그 문짝을 판막이라 합니다. 심장 판막에는 좌심실과 대동맥 사이에 있는 대동맥 판막, 좌심방과 좌심실 사이에 있는 승모판막, 우심실과 폐동맥 사이에 있는 폐동맥 판막, 우심방과 우심실 사이에 있는 삼첨판막 등 4개의 판막이 있습니다.

심장 판막 질환이란?

심장 판막에 염증이 생기거나 노화, 방사선 치료 등 여러 가지 원인으로 인한 경우에 판막이 손상되어 피의 흐름이 제한받거나, 피가 역방향으로 흘러갈 수 있습니다. 판막이 열리는 것이 제한을 받아 정상적인 피의 흐름이 제한되는 것을 판막 협착증, 반대로 판막이 닫히는 것이 제한을 받아, 피가 정상적으로 흐르는 방향과 반대로 흐르게 되는 것을 판막 폐쇄 부전증, 또는 역류증이라고 합니다.

심장 판막 질환이 있는 사람의 주의 사항은?

- 증상이 없고 병의 정도가 가벼운 경우에는 치료가 필요하지 않으며, 주기적인 관찰 및 검사만 하여도 됩니다.
- 증상이 나타나기 시작하면 병의 정도에 따라 육체 활동을 줄이고 싱겁게 식사하는 것이 좋습니다.
- 사과, 밀감이나 귤, 토마토 등의 과일과 감자 등을 먹으면 이뇨제 사용할 때에 부족하기 쉬운 전해질을 보충할 수 있습니다.
- 약물 요법에는 크게 항 고혈압 약제 계열, 이뇨제, 강심제, 항응고제 (혈전 예방제) 등이 있습니다.
- 이뇨제를 복용하는 사람은 힘이 빠지거나 갈증을 느낄 수 있습니다. 이때 충분한 물을 섭취하는 것은 문제되지 않으나, 갈증의 증상이 심하거나 소변양이 너무 많아 일상 생활에 지장을 받을 정도라면 담당 의사에게 말해 약제를 조정해볼 수 있겠습니다.
- 강심제 등의 약물을 복용하면 입맛이 떨어지거나 구토 증세를 느낄 수 있습니다. 이는 강심제의 용량이 과다한 경우에 많이 나타나므로 혈액 검사를 통해 혈중 약물 농도를 측정하여 강심제의 용량이 적당한 지를 검사하는 것이 좋습니다.
- 항응고제를 복용하면 신체에서 전반적으로 출혈하기 쉽게 되

어, 경한 경우에는 멍이 쉽게 들거나, 코피를 흘리는 등의 증상이 있을 수도 있고, 심한 경우에는 혈변, 혈뇨, 뇌출혈 등의 심각한 출혈이 있을 수도 있습니다. 항응고제로 와파린을 복용하는 경우에는 혈액 검사를 하면서 환자 개개인의 몸에 적당한 용량의 와파린 용량을 찾아 조절할 수 있습니다.

- 치과 치료를 비롯한 시술이나 수술을 받을 때는 담당 의사와 상의하여, 가능할 경우 항응고제를 미리 끊는 것이 좋습니다. 하지만 항응고제를 한시적으로 중단할 수 있는지 여부는 반드시 담당 의사와 미리 상의하시기 바랍니다. 또한 주사 치료를 받을 시에는 반드시 혈액 내 주사를 투여 받으시고, 근육 주사는 가능한 한 피해야 합니다. 항응고제로 인하여 피가 멈추지 않을 수 있기 때문입니다.

어떠한 경우에 심장판막 풍선 확장술을 합니까?

심장 판막 협착증이 있는 경우에 혈관을 통하여 판막까지 풍선을 넣어서 가슴을 열지 않고 심장 판막을 넓힙니다. 풍선으로 넓히는 판막은 주로 승모판막, 폐동맥 판막입니다. 심장 판막에 염증이 심하지 않고 석회화가 많이 되지 않은 경우에는 풍선으로 잘 넓혀지고 풍선 확장술 후 역류가 발생하지 않습니다.

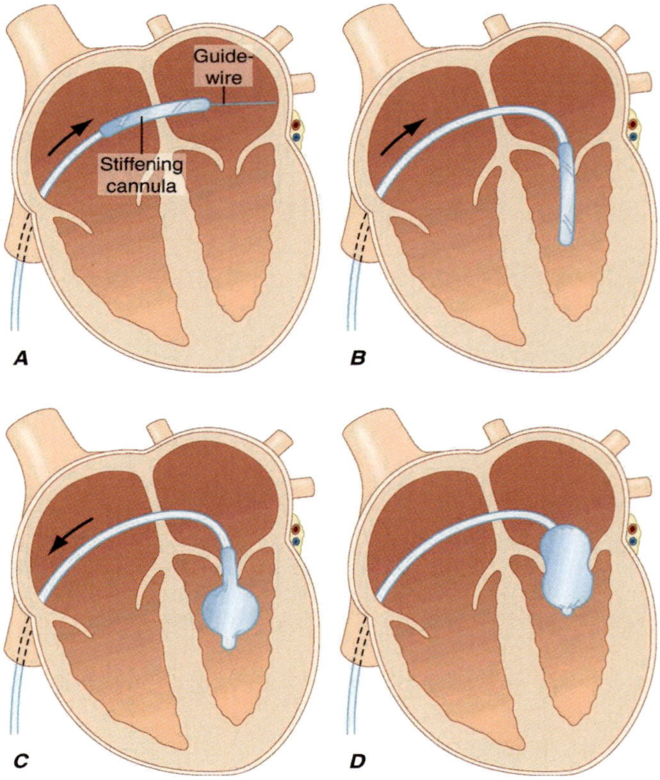

풍선으로 좁아진 승모판막을 넓히는 승모판막 풍선 확장술

어떠한 경우에 수술을 합니까?

심장 초음파에서 중증의 심장 판막 질환이 있으면서, 증상이 심하여 조금만 걸어도 숨이 가쁘고 계단을 오르기에 힘이 든 경우에 수술을 권장합니다. 약을 복용해도 증상이 좋아지지 않으면 수술을 받는 것이 좋습니다. 어떠한 판막 질환, 예를 들어 대동맥 판막 폐쇄부전증과 같은 판막 질환은 증상이 없더라도 심장이 많이 커져 있거나 심초음파 검사에서 심장 기능이 떨어질 경우에는 수술을 받는 것이 좋습니다.

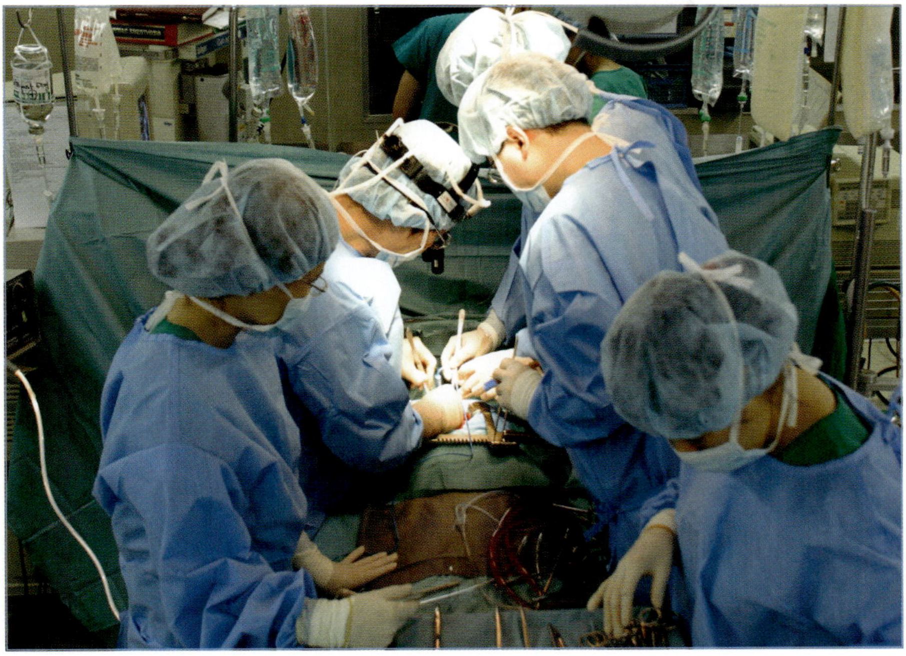

수술을 통해 대동맥판막을 교체하는 모습

인공 심장 판막에는 어떠한 것들이 있습니까?

조직 판막과 금속 판막이 있으며, 조직 판막은 소나 돼지의 심낭을 이용하여 만들고 젊은 여성의 경우 주로 시술합니다. 왜냐하면, 임신할 때에는 항응고제를 사용하면 태아에 해롭기 때문입니다. 금속 판막은 조직 판막보다 오래 사용할 수 있지만 평생 항응고제를 복용해야 하고 판막이 열리고 닫히는 금속 소리가 나서 생활에 불편하기도 합니다.

판막 수선술이란?

최근에 진단과 수술 기법이 발달하여 가능하면 자기 판막을 수선하여 그대로 사용할 수 있도록 노력합니다. 인공 심장 판막을 사용하는 것보다 수술이 좀 더 안전해지고 항응고제의 사용이 필요 없거나 합병증이 적습니다.

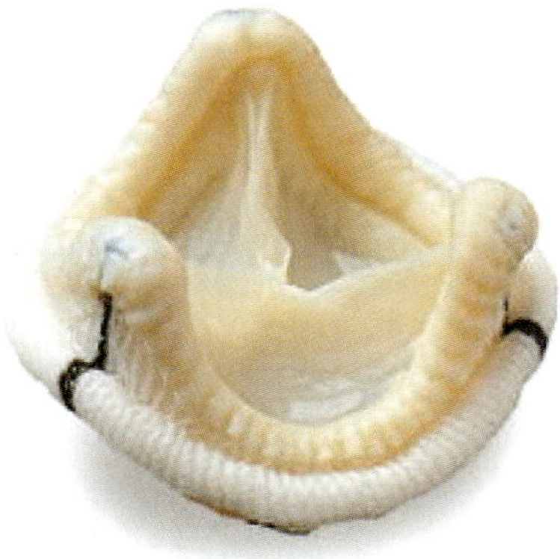

조직 판막

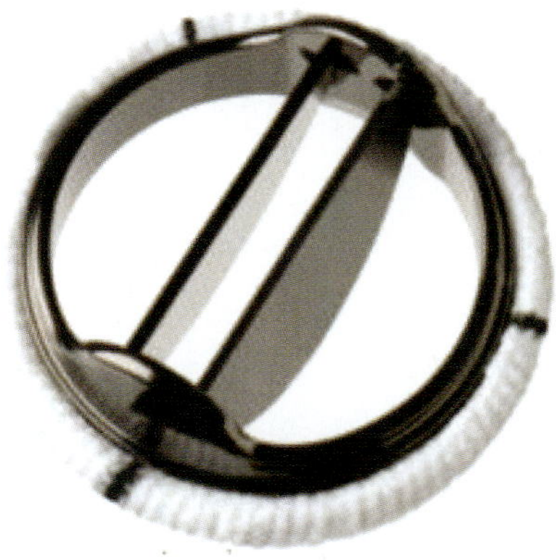

기계 판막

경피적 대동맥 판막 치환술 (TAVI : Transcatheter Aortic Valve Implantation)

대동맥 판막 질환이 심해지면 대동맥 판막을 교체해야 합니다. 즉, 대동맥 판막이 선천적 원인 혹은 퇴행성 변화로 잘 열리지 않는 '대동맥 판막 협착증'의 경우 증상이 동반되거나 중증 협착이면 판막 교체를 고려합니다. 예전에는 수술로 대동맥 판막 치환술을 하였으나 최근에는 사타구니의 혈관을 통해 심장으로 접근해 대동맥 판막을 이식하는 시술이 시행되고 있습니다. 적절한 적응증이 된다면 수술 없이 대동맥 판막 질환을 치료할 수 있습니다.

최근 유럽의 다기관 연구 결과 시술 성공률은 약 95% 정도로 높게 나타났습니다. 전남대병원에서는 2015년 수도권 이남에서는 최초로 경피적 대동맥 판막 치환술을 성공시킨 이후 지속적으로 시술을 시행하고 있으며 유럽보다 좋은 치료 성과를 거두고 있습니다. 2020년까지 전남대병원에서는 총 100례 이상의 시술을 하였고 대부분 증상이 호전되어 경과관찰을 하고 있습니다.

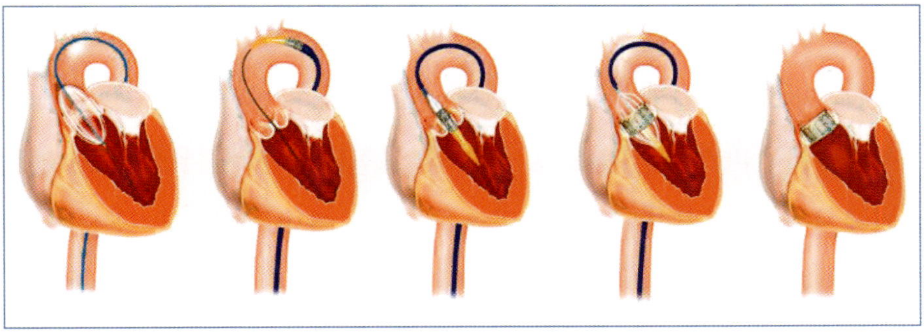

경피적 대동맥 판막 치환술을 통한 대동맥 판막 교체

최근까지의 장기간 추적 관찰결과는 수술적 대동맥 판막 치환술과 비교하여 전혀 뒤떨어지지 않는 예후를 보이고 있습니다. 또한 전남대병원에서는 기존의 사타구니에서만 접근하던 방식에서 벗어나 쇄골하동맥을 이용한 시술, 전신 마취가 아닌 국소마취하의 시술 등 다양한 시술법을 개발하여 개별 환자에 최대한 맞춤 치료를 시행하고 있습니다.

마. 성인에서 선천성 심장병

선천성 심장병이 무엇입니까?

엄마 뱃속, 즉 태어나기 전부터 심장의 발생 과정에 문제가 있어 나타나는 심장의 구조적인 이상을 말합니다. 애초에 태어날 때부터 가지고 있어서 선천성이라고 말합니다. 정상 심장은 4개의 방으로 되어있고, 오른쪽에 우심방과 우심실, 왼쪽에 좌심방과 좌심실이 있습니다. 좌우 심방 사이에 심방 중격이 있고, 좌우 심실 사이에는 심실 중격이라는 벽이 있으며, 우심방과 우심실사이에 삼첨판, 좌심방과 좌심실사이에 승모판이라는 문짝(판막)이 있습니다. 온몸에서 돌아온 피가 우심방으로 들어와 삼첨판을 거쳐 우심실로 가고 여기에서 폐동맥이라는 혈관을 따라 폐로 가며, 폐에서 산소를 머금은 피는 좌심방으로 들어와 승모판을 거쳐 좌심실로 가고 여기에서는 대동맥이라는 큰 혈관을 따라 피가 온몸에 공급되는 일종의 '펌프' 작용을 합니다. 엄마 뱃속에서 이러한 심장 구조물이 생기는 과정에 결함이 있는 것을 선천성 심장병이라고 하는데, 어떤 경우에는 산전 초음파로 태아기에 이미 발견되는 경우도 있고, 태어나서 심장 기능에 문제가 있어 증상이 나타나 진단하는 경우도 있습니다. 아이들과는 달리 특별히 증상이 없거나 경미하여 어른이 되어서야 증상이 나타나거나, 어른이 되어서도 증상이 없어서 발견이 안 되거나 우연히 알게 되는 경우가 많습니다.

어떤 증상이 있나요?

성인에서 선천성 심장병의 경우는 대부분 증상이 없습니다. 대개 어릴 때부터 선천성 심장병을 진단받고 있던 사람 중에 심장 기능이 나빠지면 심부전(기능이 떨어진 심장상태)이 되고 펌프 기능이 떨어져 있으므로 피를 온몸에 원활하게 공급을 못하니까 점차 피곤해지고 걸으면 숨이 차고, 또 피가 몸에 정체되어 얼굴이나 다리가 붓고, 어떤 경우는 부정맥, 즉 심장의 맥박이 비정상적인 상태로 나타나기도 합니다.

어떻게 진단이 되나요?

증상이 없어서 대부분 우연히 진단되는 경우가 많습니다. 진료실에서 다른 문제로 의사와 상담 중에 심장 소리를 청진해보고 심장의 구조적인 문제로 생긴 잡음을 듣고 의심하는 경우가 있습니다. 방사선사진, 컴퓨터 단층 촬영(CT), 자기 공명 영상(MRI) 등 여러 가지 사진기법을 이용해서 진단이 가능하며, 최근에는 심장 초음파 기술이 발달하여 심장의 구조와 기능을 비교적 쉽게 진단할 수 있어서 많이 이용합니다.

선천성 심장병에도 종류가 있나요?

심장의 구조적인 결함이므로 심장 판막이나 벽, 큰 혈관 같은 심장의 어떤 구조물에 문제가 있는가에 따라 여러 종류가 있습니다.

성인에서 선천성 심장병 중에 가장 많은 것은 심방 중격 결손증(그림 1)으로, 이는 심방 사이에 정상적으로는 막혀있는 칸막이 벽인 심방 중격에 구멍(결손)이 있는 것입니다. 원래 엄마 뱃속 태아에서는 구멍이 있다가 태어나서 바로 막히게 되는데 일부에서 어른이 되어도 막히지 않고 구멍이 남아있는 병입니다. 이 구멍을 통하여 좌심방에서 우심방으로 피가 흘러 들어가게 되므로 그만큼 많은 피가 폐로 흐르게 됩니다. 구멍의 위치에 따라 여러 형태가 있으며 구멍의 크기에 따라 증상이 없는 경우에서부터 심각한 상태까지 다양하게 나타납니다.

다음으로는 심실 중격 결손증(그림 2)으로 좌우 심실사이의 심실 중격에 구멍(결손)이 있는 것입니다. 소아에서는 가장 흔한 선천성 심장병으로 증상이 비교적 일찍 나타나고 의사의 진료로 어릴 때 발견되지만, 구멍 크기가 작고 구멍을 통한 피의 흐름이 적으면 증상이 없어서 성인이 되어 발견되는 경우가 많고 또 아이가 성장하면서 저절로 막히는 경우도 있습니다. 심실의 압력이 심방보다 높아 그만큼 심실 중격의 구멍을 통해 많은 양의 피가 좌심실에서 우심실로 흘러 들어가서 심방 중격 결손증보다 오른쪽 심장과 폐에 더 큰 부담을 주게 됩니다.

대동맥과 폐동맥은 태아에서는 작은 연결통로가 있다가 태어나서 막히게 되는데 이것이 막히지 않고 있는 경우를 동맥관 개존증(그림 3)이라 합니다. 따라서 왼쪽 심장에서 대동맥을 통해 나온 피의 일부가 남아있는 통로를 통해 압력이 높은 대동맥에서 압력이

보다 낮은 폐동맥으로 들어가므로 역시 폐에 많은 피가 전해지게 됩니다.

그 밖에 드물지만 대동맥이 좁아져 있는 대동맥 축착증, 우심방과 우심실 사이의 삼첨판 문짝이 우심실쪽으로 들어가 있는 엡스타인 기형, 대동맥의 문짝이 세짝인데 두짝만 있는 이엽성 대동맥판증 등이 성인에서 가끔 발견되는 선천성 심장병입니다.

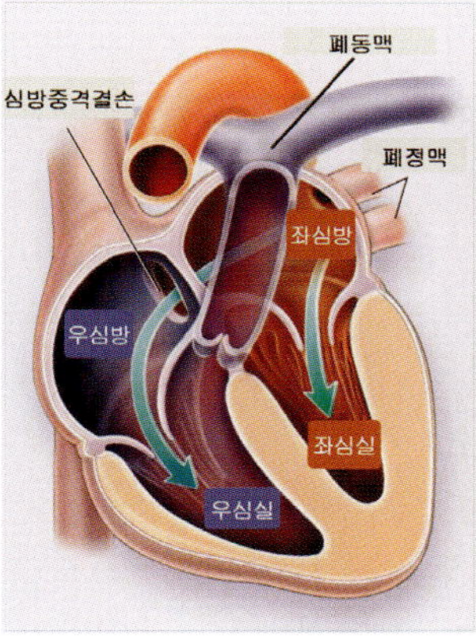

그림 1. **심방중격결손증**

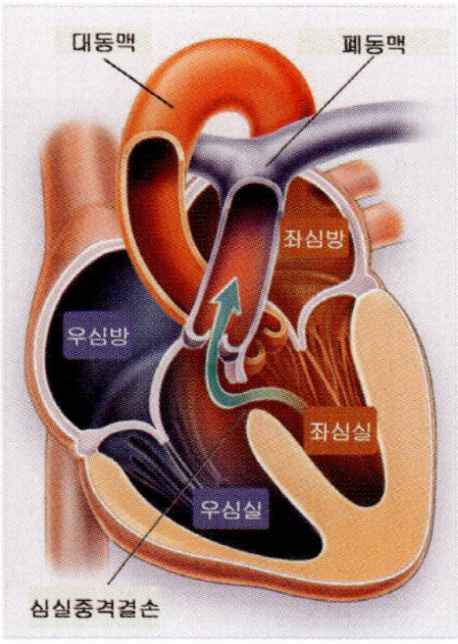

그림 2. **심실중격결손증**

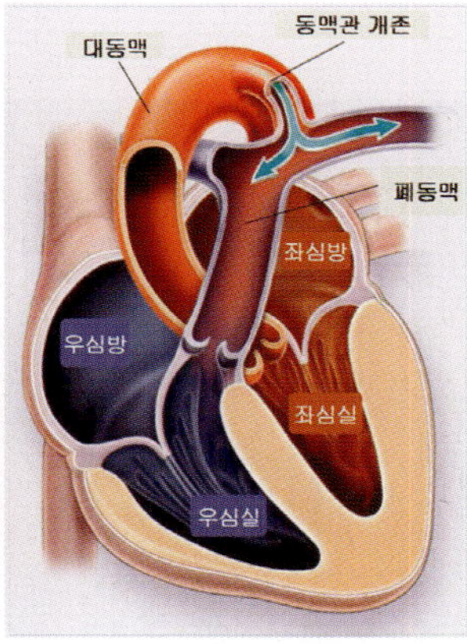

그림 3. **동맥관개존증**

선천성 심장병도 치료가 가능한가요?

성인의 선천성 심장병은 대부분 치료가 가능합니다. 큰 문제가 없으면 정기적으로 심장병 전문의의 진찰을 받으며 일상생활에 아무런 지장이 없이 일반인과 같은 정상 수명을 삽니다. 한편 심장이 지친 증상이 있고 폐동맥을 통한 피의 양이 대동맥을 통하는 피의 양의 1.5배가 넘으면 수술하는 것이 원칙이며 최근 흉부외과적인 심장수술이 발전하여 대부분의 선천성 심장병에 대한 수술이 성공적으로 잘 이루어지고 있습니다. 심방 중격 결손증과 동맥관 개존 환자 중 일부에서는 수술을 하지 않고 다리의 혈관을 이용해 구멍(결손)을 버섯처럼 생긴 기구 (그림 4, 5)로 막는 방법이 순환기내과에서 이루어지고 있습니다. 전신 마취도 필요 없고 1~2일 입원하면 되기 때문에 본인이 그러한 심장병 환자이면 순환기내과 전문의사와 상의하도록 하십시오. 하지만 일부 환자는 결손을 통한 피의 양이 많아서 우측 심장과 폐혈관에 계속 부담을 주다보면 폐혈

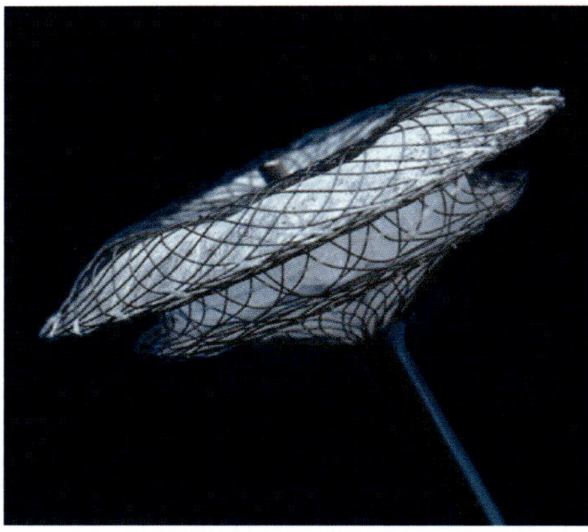

그림 4. 심방중격결손증을 막는 기구

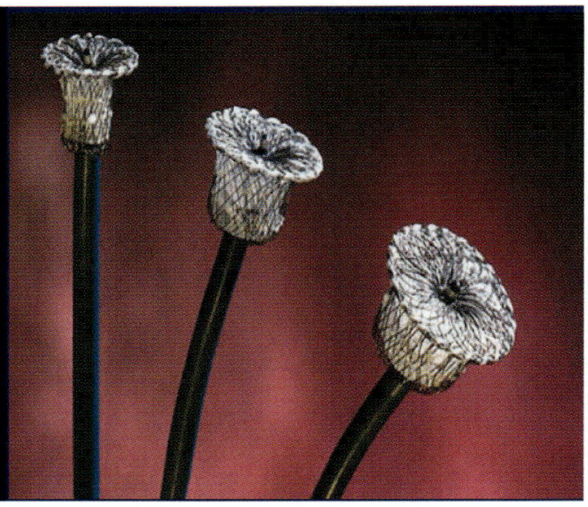

그림 5. 동맥관 개존증을 막는 기구

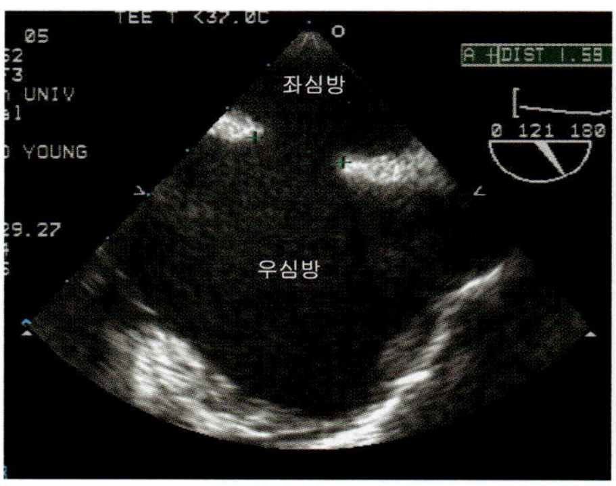

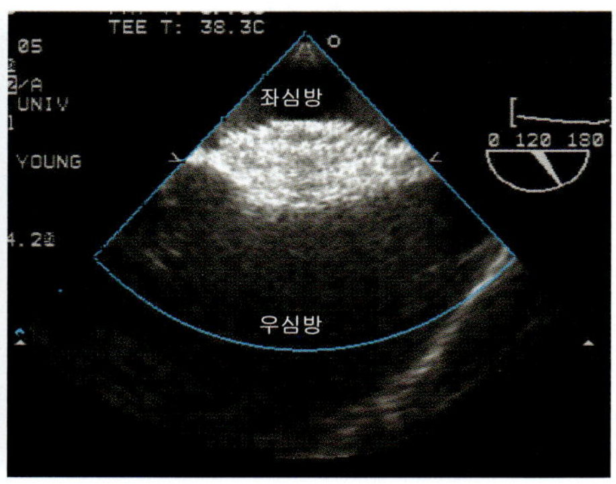

그림 6. 좌심방과 우심방 사이에 1.6cm 크기의 심방중격결손증의 심초음파 사진(왼쪽)
그림 7. 기구를 이용하여 심방중격결손을 완전히 막은 후 심초음파 사진(오른쪽)

관의 압력이 높아져(폐동맥 고혈압) 심지어 왼쪽 심장보다 더욱 압력이 높아지면 거꾸로 오른쪽 심장에서 왼쪽 심장으로 피가 흐르는 상태가 되고 이를 “아이젠멩거 증후군”이라 합니다. 이때에는 수술을 시행하지 않아야 하는 상태가 되며, 이에 대한 전문적인 약물치료가 필요하므로 반드시 선천성 심장 질환 전문의의 진료를 받으셔야 합니다. 또한, 유의하게 많은 양의 혈액이 결손을 통해서 엉뚱한 방향으로 흐르고 있는 상태인데도 이것을 교정하지 않고 방치한 경우 아이젠멩거 증후군으로 진행하게 되므로, 수술이나 시술이 필요한 정도의 선천성 심장 질환을 진단받은 경우에는 늦지 않게 교정을 받는 것이 중요하겠습니다.

선천성 심장병 환자는 특별히 조심해야 하는 것이 있나요?

병이 경한 경우에는 대부분 일상 생활에 큰 문제는 없습니다. 다만 치아 관리를 잘해야 하는데 그 이유는 치아에 문제가 생겨 세균 감염이 되거나 치과 치료 받을 때 입안의 세균이 상처를 통해 몸안의 피 속에 들어오면 선천성 심장병 환자의 결손 부위에 세균이 자리 잡아 감염성 심내막염이라는 무서운 병을 초래할 가능성이 있기 때문입니다. 따라서 선천성 심장병 환자는 평소 입안을 청결히 하여야 합니다. 단, 시술이나 수술을 통해 결손을 완전히 교정시킨 환자라면 이후 감염성 심내막염의 위험성이 낮아지므로 걱정하지 않아도 됩니다. 이전에는 이러한 환자들에서 치과 진료 받을 때나 편도선 수술, 외과적 수술 및 비뇨생식기 수술을 받을 때 등의 상황에서 심장병이 있음을 미리 알려서 예방적으로 항생제를 투여 받아야 하였지만 현재는 일반적인 경우라면 항생제 치료가 권장되지는 않습니다. 특별한 원인 없이 열이 계속 나거나 심한 기침과 호흡곤란 등이 있으면 즉시 의사의 진찰을 받아야 합니다.

바. 심근증

심근증이란?

일차적으로 심장 근육에 이상이 생겨서 심장 근육이 두꺼워지거나 늘어나는 심장병입니다. 심장 근육이 두꺼워지는 경우를 비후성 심근증, 늘어나서 생기는 심장이 확장되는 경우를 확장형 심근증이라 합니다. 드물지만 두 가지 형태에 해당되지 않으면서 심근이 잘 늘어나지 않는 경우를 제한형 심근증이라 합니다.

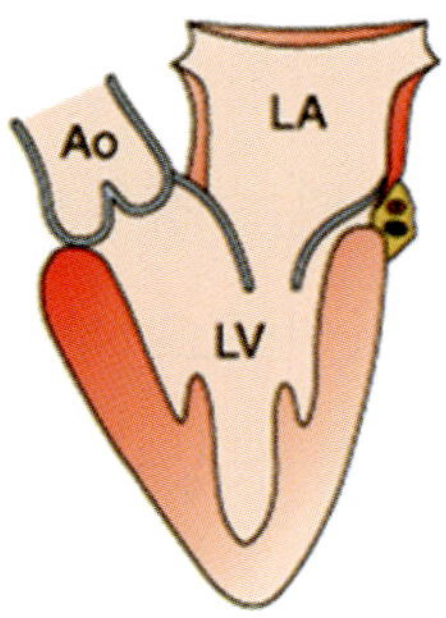

정상

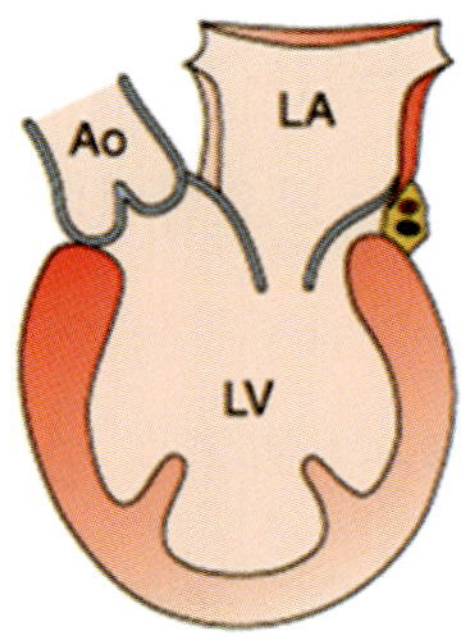

확장형 심근증

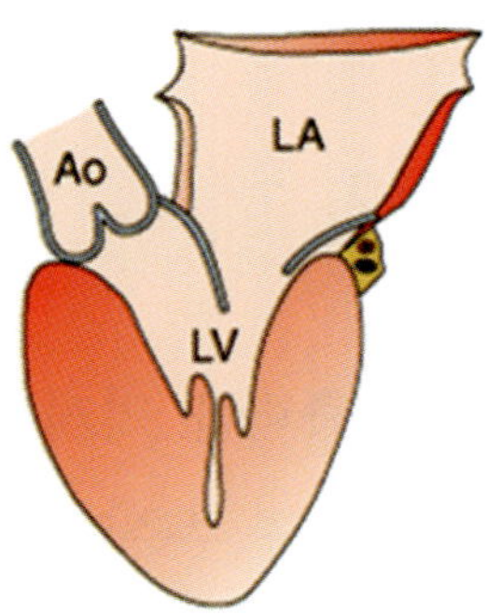

비후성 심근증

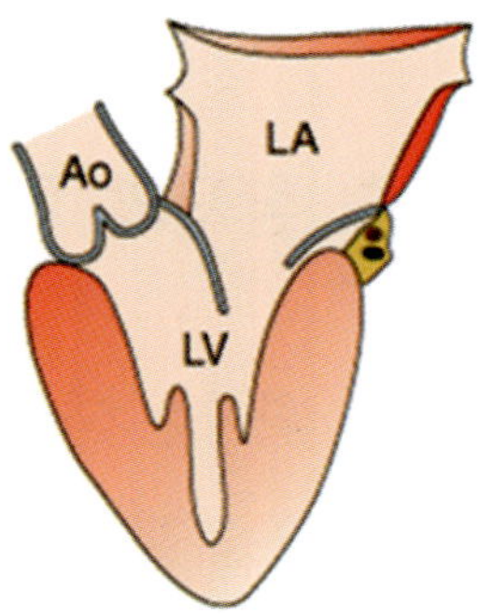

제한형 심근증

확장형 심근증의 증상은 어떠합니까?

여러 가지 원인에 의해 심장 근육의 수축력이 감소하고, 심장 근육이 늘어나면서 숨이 가쁘게 되고 온몸이 붓는 심부전증이 발생하거나 심장 내에서 일부 피가 굳는 혈전증, 혈전이 떨어져 나가서 혈관을 막는 색전증(뇌혈관을 막는 경우에 뇌경색, 신장 혈관을 막는 경우에 신장 경색 등)이 발생하거나 부정맥이 생기기도 합니다.

비후성 심근증의 증상은 어떠합니까?

비후성 심근증은 가장 흔한 유전성 심장 질환이며, 급사의 위험이 높아 주의가 필요합니다. 대체로 증상이 없는 경우가 많으나 심장 근육이 두꺼워져서 숨이 가쁘거나 가슴이 아프고 부정맥이 생겨서 가슴이 두근거리기도 합니다. 돌연사(급성 심장사)의 위험을 조기에 발견하고 예방하는 것이 중요합니다.

심근증 환자의 치료방법은?

비후성 심근증 환자는 과도한 심근 수축력을 억제하는 약을 사용하고 확장형 심근증 환자는 이뇨제나 심근 수축력을 증가시키는 약을 사용합니다. 또한 심장의 비정상적인 구조적 변화를 억제하고, 때때로는 심장 구조와 기능을 호전시킬 수 있는 항 고혈압 약제 계통의 약물을 사용합니다. 어떠한 치료에도 반응하지 않는 말기 심부전증의 경우에는 심장 이식도 고려해 보아야 합니다.

비후성 심근증 환자의 주의 사항은?

젊거나 가족 중에 돌연사가 있었던 경우에는 특히 주의를 하여야 합니다. 심한 운동을 삼가고 카페인이 들어 있는 음식인 커피, 콜라 등은 해롭습니다. 심장이 불규칙하게 뛰면 부정맥 치료제를 복용하고 약물 요법이 효과가 없으면 심근 절제술 등의 수술을 시도할 수 있습니다.

확장형 심근증 환자의 주의 사항은?

병의 정도에 따라서 활동이나 염분 섭취의 제한이 필수적입니다. 음주, 흡연 등은 피해야 하며 임신, 항암제 치료 혹은 큰 수술 등의 경우에는 반드시 심장 전문의와 상의를 하여야 합니다. 음식을 가능하면 싱겁게 섭취하고 몸이 붓게 되면 이뇨제를 사용하며 심장 근육의 수축력을 촉진시키는 약을 복용합니다.

사. 심부전

심부전이란 무엇입니까?

심장의 펌프기능이 약해져서 피를 잘 뿜어내지 못하거나 심장에 피가 잘 들어가지 못하게 되면 숨이 차고 몸이 붓는 증상이 나타나게 되는데 이를 심부전이라고 합니다.

심부전은 특정 질환에 의해 발병하기보다는 선행되는 여러 가지 원인 질환들에 의해 단계적으로 발생을 합니다. 원인 질환은 심장의 혈관에 이상이 있는 허혈성 심장질환이 50%를 차지하고 있으며 고혈압에 의한 심부전이 심장질환이 35%정도를 차지하고 있습니다. 이외에도 심근자체의 이상에 의한 심근증, 심장판막에 이상이 있는 심장판막증 등이 심부전 증상을 일으킬 수 있습니다.

심부전 환자의 증상은 어떠합니까?

운동할 때 호흡 곤란이 나타나며, 점점 심해지면 앉아 있어도 숨이 가빠지고 밤에 잠을 자다가 갑자기 숨이 가빠져 잠을 깨게 됩니다. 머리가 아프고 잠이 안 오거나 불안감을 느끼거나 정신이 혼미해지는 경우도 있습니다. 온몸이 붓고 얼굴이 파랗게 되기도 하고 황달이 나타나기도 합니다. 때로는 심각한 부정맥으로 심장이 불규칙하게 뛰기도 하거나 실신을 하기도 합니다.

심부전 환자가 주의해야 할 점은 무엇입니까?

- 음식을 싱겁게 드십시오. 통조림, 젓갈, 짠 김치, 절인 생선 및 고기 등을 삼가고 식사할 때 따로 소금이나 간장을 사용하는 것을 최소화 하십시오.
- 무리한 운동을 삼가고, 숨이 가쁘거나 몸이 붓는 경우에는 충분한 휴식을 취해야 합니다.
- 이뇨제를 사용하는 경우 팔이나 다리가 저리거나 몸에 힘이 빠지는지 살피고 가끔 혈액 검사를 하여 혈액에 이상이 생기거나 전해질 변동이 생기는지 확인하여야 합니다.
- 강심제를 사용할 경우 입맛이 없어지거나 구토증이 생기면 곧바로 혈액 검사를 받아 보십시오.
- 원인이 만성 질환인 경우가 많고 상태가 위험하므로 꾸준하게 인내심을 가지고 의사와 상의하여 치료해 나가야 합니다.

아. 고혈압

고혈압이란?

사람의 혈관내 압력은 수시로 변하며, 운동을 하면 올라가고 안정을 취하면 내려가는데, 안정시 (편안한 자세로) 측정한 혈압이 두 번 이상 140/90 mmHg 이상이 되면 고혈압이라고 합니다. 혈압이 120/80 mmHg~140/90 mmHg 사이를 전단계 고혈압이라 하며, 당뇨병이나 신장 질환이 있으면 치료를 권합니다. 120/80 mmHg 이하이면 정상 혈압이라 합니다.

고혈압의 증상은?

혈압이 매우 높거나 오래되어 합병증이 생긴 환자에서는 머리가 아프고 눈이 침침해지거나 숨이 가쁘고 몸이 붓게 되지만, 대부분의 고혈압 환자에서는 증상이 거의 없습니다.

고혈압은 왜 치료해야 합니까?

고혈압 환자 분은 대부분 증상이 없습니다만, 증상이 없더라도 고혈압을 치료하지 않으면 다음과 같은 합병증이 생기기 때문입니다.

- **뇌졸중** : 뇌혈관이 막히거나 (뇌경색) 터지게 되어 (뇌출혈), 말이 어둔해지고 팔이나 다리에 마비가 발생하는 경우를 뇌졸중, 즉 항간에서 말하는 중풍이 발생합니다. 예를 들어 왼쪽 뇌에 피를 공급해주는 좌측 중뇌동맥이 동맥경화증에 의해 막히면 우측 반신 마비가 발생합니다.

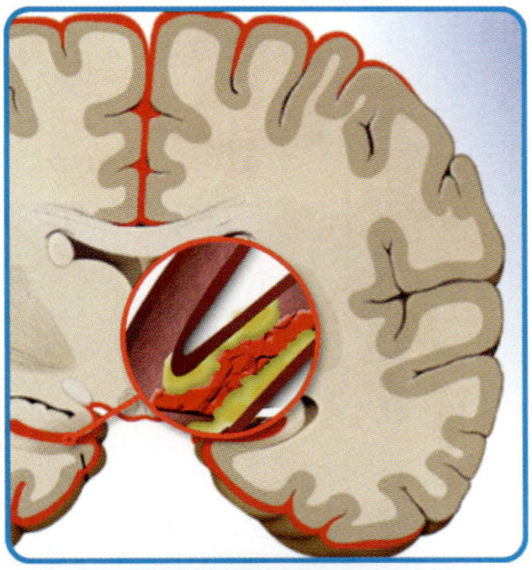

뇌경색

혈관이 막혀서 뇌손상이 오는 뇌졸중(허혈성)

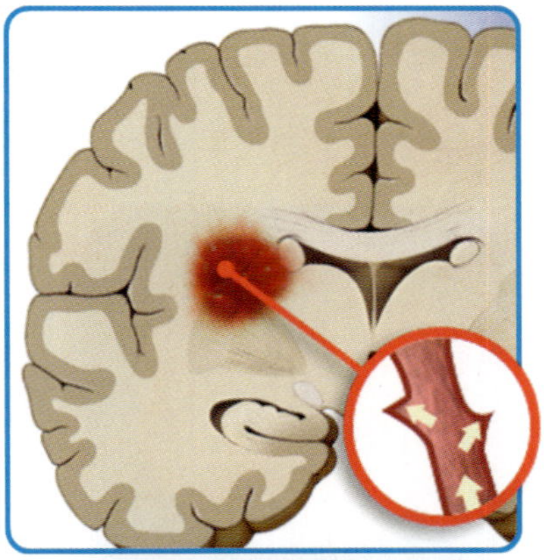

뇌출혈

혈관이 터져서 뇌손상이 오는 뇌졸중(출혈성)

■ **심부전 :** 혈압 상승과 함께 피를 온 몸에 보내는 심장은 혈압이 올라가면 훨씬 힘들게 일을 하게 되고 처음에는 심장의 근육이 두꺼워져서 펌프의 기능을 강화시키게 되지만 혈압을 치료하지 않고 고혈압이 오래 지속되면 마침내 심근이 지쳐서 늘어지고 펌프의 기능이 감소되어 피가 폐에 고이게 됩니다.

■ **망막증 :** 눈에는 미세한 혈관들이 분포되어 있으며, 혈압의 상승에 따라 미세한 망막 혈관이 상하고 막히거나 출혈이 생겨 시력이 떨어지게 됩니다.

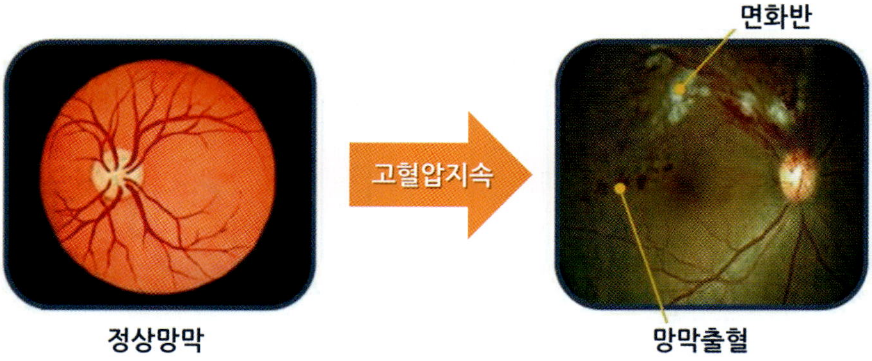

■ **관상동맥 질환 :** 고혈압 환자에서는 동맥경화가 촉진되고 심장 혈관인 관상동맥이 막혀서 협심증이나 심근경색 등의 증상이 나타날 수 있습니다. 고혈압은 관상동맥 질환의 가장 중요한 원인 중 하나입니다.

고혈압 → 죽상경화증 유발 → 심장 근육의 산소 요구량 증가, 관상동맥을 통한 혈류 공급 감소 → 심장 허혈 악화 → 협심증, 심근경색증

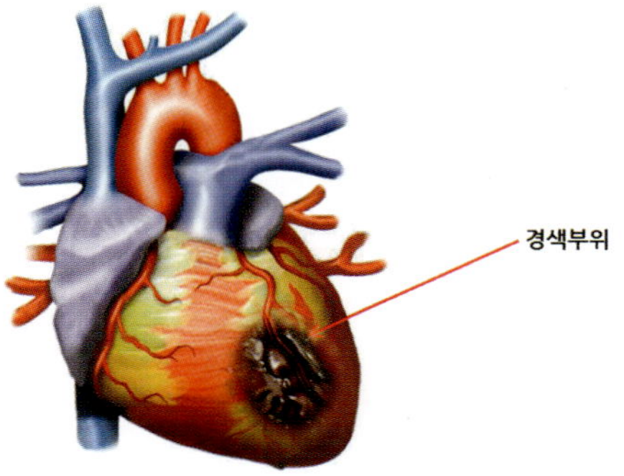

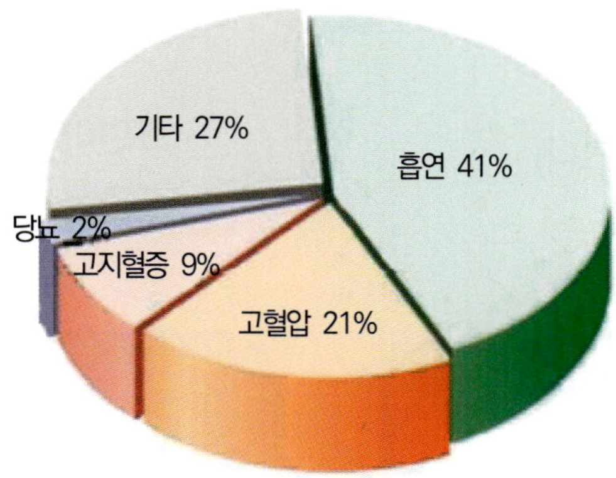

허혈성 심장질환

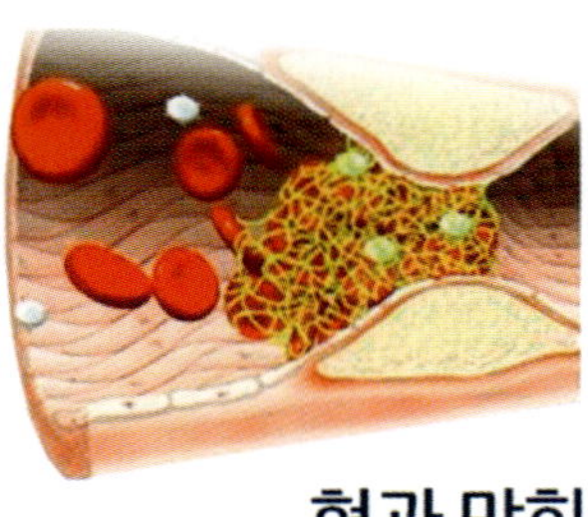

혈관 막힘

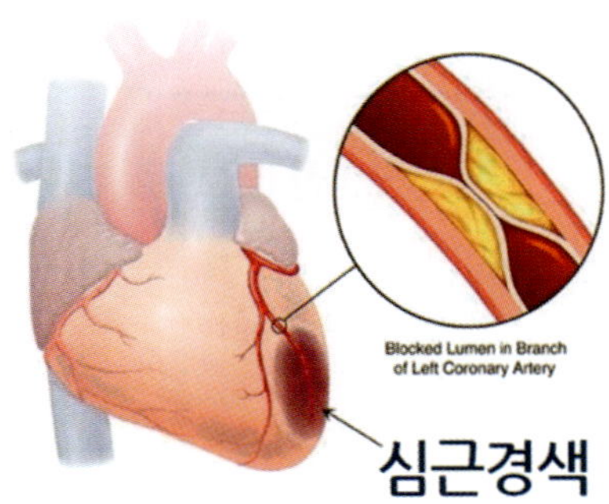

심근경색

■ **신부전** : 콩팥에는 사구체라고 하는 실핏줄로 구성된 피를 거르는 곳이 있는 데 혈압이 높은 경우에는 사구체가 손상되어 몸 안에 요독이 쌓이고 신장 기능이 떨어지면 신부전에 빠지게 됩니다.

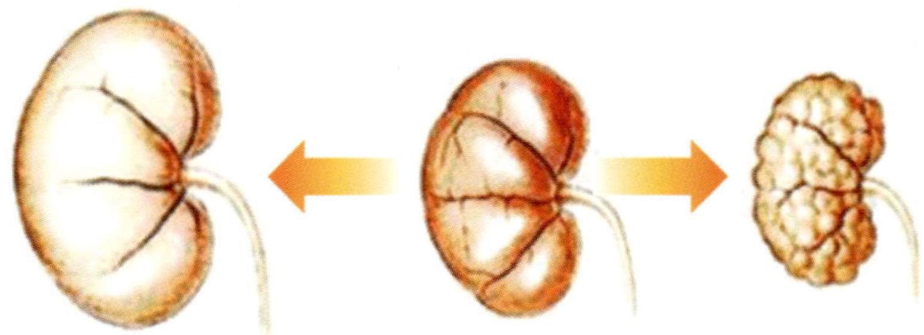

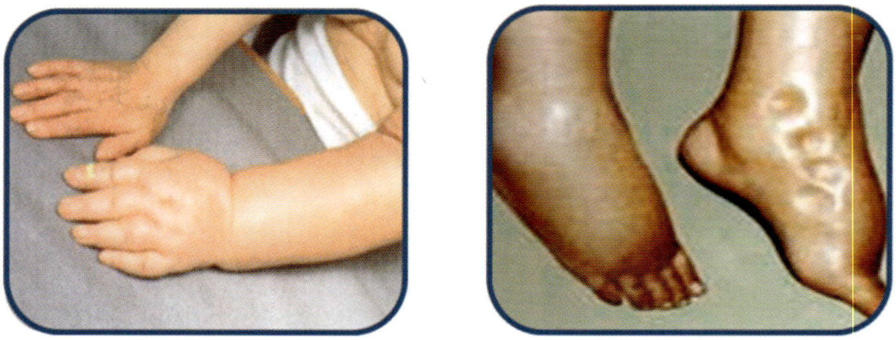

만성신부전으로 부종이 생긴 환자의 손과 발

■ **말초 혈관 질환 :** 고혈압 환자에서는 흔히 팔이나 다리 혈관이 막히게 되고 다리 혈관이 좁아지게 되면 걸음을 걷다가 다리가 아파서 쉬었다 걸어야 하는 간헐적 파행이 발생합니다.

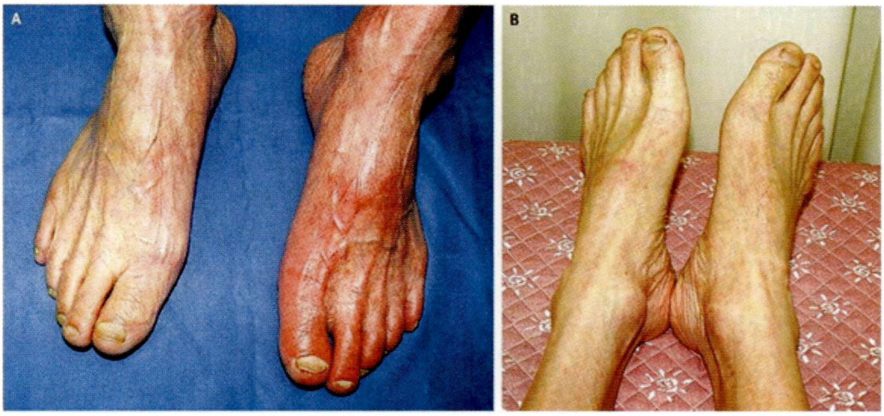

다리 혈관이 좁아져 말초혈관장애 발생 (출처 NEJM 2007;357:e19)

■ **대동맥 박리 :** 혈압이 매우 높은 환자는 심장에서 온몸에 피를 보내주는 가장 큰 혈관인 대동맥이 찢어지게 되는 대동맥 박리가 발생하게 되어 가슴이나 등에 매우 심한 통증이 발생할 수 있습니다.

고혈압 환자의 생활 방식은?

고혈압 환자의 치료에서 가장 중요한 치료법은 무엇보다도 다음과 같이 생활 방식을 변화시키는 본인의 노력이 필요합니다.

■ **바람직한 체중을 유지하십시오** : 대부분 사람에서 바람직한 체중 = (자신의 키 - 100) × 0.9 로 쉽게 계산할 수 있습니다. 예컨대 키가 170 cm인 사람은 63 kg이 자신의 바람직한 체중이 되는 것입니다.

■ **술을 절제합니다** : 술은 사람에 따라서 혈압을 많이 올릴 수 있으며, 주량에 따라 개인차가 있습니다. 하루에 소주 한잔, 포도주 두잔, 맥주 한 컵 정도는 대부분의 경우에 혈압을 올리지는 않습니다.

■ **금연하십시오** : 담배를 피우는 고혈압 환자는 동맥경화증 발생 위험률이 더욱 높아집니다.

■ **싱겁게 드시는 것이 좋습니다** : 가능하면 식사할 때 간장, 소금, 된장 등을 조금만 사용하시고 간장이나 소금을 찍어서 드시는 일을 줄이면 좋습니다.

■ **적당한 운동은 혈압을 떨어뜨리고 혈액 순환을 촉진 합니다** : 가능하면 매일 약 10분씩이라도 가슴이 약간 두근거릴 정도로 조깅이나 빨리 걷는 운동을 주로 하십시오. 평소 테니스, 등산, 수영 등은 계속 하되 혈압이 너무 올라가지 않도록 지나친 운동은 삼갑니다.

■ **기름기가 적은 음식을 드십시오** : 고기를 먹을 때에 기름기가 많은 부분은 가능하면 적게 먹고 계란의 노른자, 생선 껍질이나 알 등도 절제하십시오.

고혈압의 치료법 중 가장 중요한 점은?

- 약물 요법보다는 자신의 생활 방식을 변화시키는 스스로의 노력이 가장 중요합니다. 즉, 몸이 비만하지 않도록 체중 관리를 하고 술과 담배를 삼가고 적절한 운동을 하여 혈액 순환을 도모하는 것이 좋습니다.

- 약물 요법은 생활 방식을 변화시키는 노력을 하면서 실시하여야 하며, 최근에는 혈압 약들의 작용이 오래 지속되는 약제들이 많이 나와 있어서 주로 하루에 1~2회 복용으로 대부분의 환자는 혈압이 잘 조절됩니다.

혈압약은 평생 먹어야 합니까?

혈압약을 한 번 복용하면 평생 복용해야 한다고 생각하기 쉬우나 혈압약을 줄이거나 끊고, 생활 양식의 변화만으로 고혈압을 조절하는 경우가 있습니다. 다만 아래와 같이 고혈압 환자의 꾸준한 노력이 필요합니다.

- 혈압약은 다음과 같은 경우에 줄이거나 끊어 볼 수 있습니다.

  ❶ 생활 습관을 변화시키는 데 성공해야 합니다. 즉, 체중 조절을 잘 하고 금연 및 절주하면서 비교적 싱겁게 먹고 규칙적인 운동을 해야 합니다.

❷ 혈압약을 먹는 동안 혈압이 수 년 이상 130/80 mmHg 이하로 안정된 경우이어야 합니다.

❸ 고혈압 이외에 다른 동맥경화 위험 인자 즉, 당뇨병, 이상지질혈증, 흡연 등의 인자가 없어야 합니다. 당뇨병이 있는 고혈압 환자는 혈압을 140/85 mmHg 정도로 맞추는 것이 좋습니다.

❹ 고혈압과 관계된 심혈관 질환이 없어야 합니다. 즉, 뇌졸중, 심부전, 관상동맥 질환, 망막증, 신부전, 말초 혈관 질환, 대동맥 박리 등의 질환이 동반되지 않아야 합니다.

위의 네 가지 조건이 충족되는 환자는 혈압약을 줄인 후 혈압약을 끊어 볼 수 있겠습니다. 다만 혈압약을 줄이거나 끊은 후에도 주기적으로 검진을 하여 혈압이 올라가는 경우에는 반드시 다시 복용하여야 합니다.

대표적인 혈압약의 종류와 대표적인 부작용은?

본인이 복용하는 혈압약의 종류 및 부작용을 알고 있는 것이 좋습니다.

■ **이뇨제 :** 다이클로짓, 플루덱스, 알닥톤, 라식스, 토렘 등이 주로 많이 쓰이는 이뇨제이며, 약제의 이름에 [플러스]나 [코]가 들어간 경우도 이뇨제가 포함된 경우가 많습니다 (예: 미카르

디스 플러스, 아타칸 플러스, 코디오반) 체내 칼륨 감소에 따른 무력감, 고뇨산증, 당뇨병, 이상지질혈증 등이 발생할 수 있습니다.

- **교감 신경 차단제 :** 클로니딘, 알도메트, 딜라트렌드, 테프라, 테놀민, 콩코르, 네비스톨, 섹트랄 등이 대표적인 약제이며, 어지러움, 서맥증, 발기부전 등을 호소할 수 있습니다.

- **혈관 확장제 :** 카두라, 나이트로 프루사이드, 미녹시딜 등이 있으며, 얼굴이 붉어지는 안면 홍조, 빈맥증, 몸에 털이 많아지는 다모증 등이 나타날 수 있습니다.

- **칼슘 통로 차단제 :** 헤르벤, 아달라트, 이솝틴, 무노발, 노바스크, 아모디핀, 오로디핀, 니페론, 시날롱, 핀테 등이 있으며, 안면홍조, 잇몸병, 변비, 빈맥증 (심계항진, 두근거림) 혹은 서맥증, 발목 부종 등이 나타날 수 있습니다.

- **안지오텐신 전환요소 억제제 :** 카프릴, 레니텍, 아서틸, 타나트릴, 트리테이스 등이 있으며, 마른 기침이 가장 많은 부작용이고 여자 환자에서 기침이 자주 발생하고 피부 발진 등의 부작용도 나타날 수 있습니다.

- **안지오텐신 수용체 차단제 :** 코자, 아타칸, 아프로벨, 미카르디스, 디오반, 올메텍, 카나브, 테베텐 등이 사용되고 있으며, 비교적 부작용이 적습니다만, 마른 기침이 발생할 수도 있습니다.

고혈압 환자 분께서 유념해야 할 점들을 다시 한번 강조합니다.

- 고혈압은 증상이 없더라도 치료해야 합병증을 예방할 수 있습니다.
- 체중 조절, 금연, 절주, 저염식, 규칙적인 운동 등 생활 방식을 변화시키도록 노력하면 좋습니다.
- 정기적 점검은 적어도 1년에 한 번 정도는 심전도, 운동부하 검사, 혈액, 소변 검사 등을 받습니다.
- 복용중인 혈압약의 종류와 부작용을 알아둡니다.
- 갑자기 혈압약을 끊지 않습니다.
- 혈압이 1년간 안정되고 생활 방식 변화에 성공하고 고혈압에 의한 합병증이 없으면 약을 줄이거나 끊는 것을 고려해 볼 수 있습니다.

자. 동맥경화증

동맥경화증이란?

피 속에 기름이 증가하면 혈관 벽에 조금씩 쌓여서 혈관 벽이 두꺼워지고 혈관 내부가 좁아지며, 기름이 쌓인 곳에 피덩어리(혈전)가 생기게 되는 데, 이와 같이 혈관이 두꺼워지고 좁아지는 경우를 말합니다.

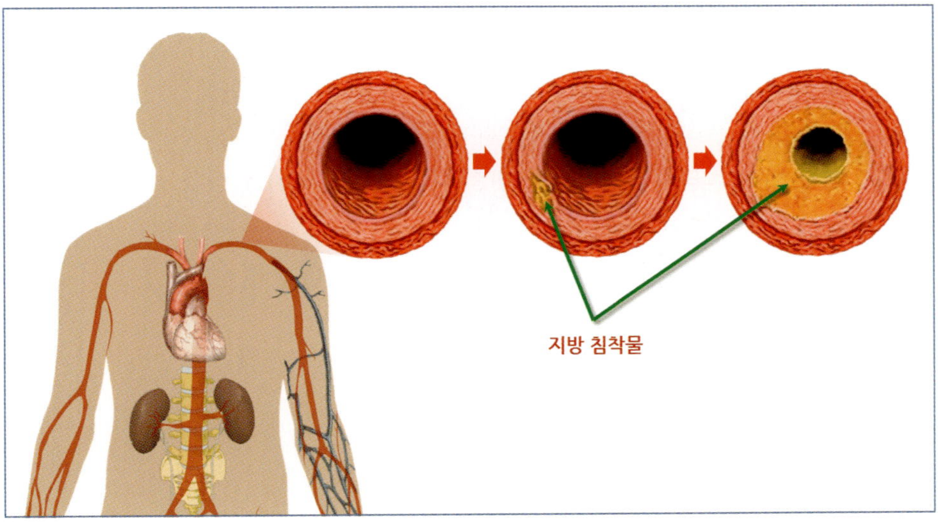

동맥경화증은 왜 중요합니까?

- 동맥경화증으로 인한 혈관 이상으로 사망하는 경우가 많습니다.
- 동맥경화증에 의한 성인 사망률은 미국, 일본의 경우 약 50% 이고 한국의 경우 약 35% 입니다.
- 혈관이 75% 이상 막히는 경우에 증상이 생기지만 대부분 증상이 없다가 혈관에 생긴 동맥경화된 부분이 파열되거나 혈전이 생기면 증상이 갑자기 나타납니다.

동맥경화증의 증상은?

동맥경화증이 발생한 혈관 부위에 따라 다릅니다.

- 뇌혈관에 동맥경화가 발생하면 뇌졸중 (뇌경색증, 뇌출혈)
- 심장에 동맥경화가 발생하면 협심증, 심근경색
- 팔다리 혈관에 동맥경화가 발생하면 말초 혈관 질환

동맥경화증의 위험 인자는?

동맥경화증 발생률을 증가시킬 수 있는 경우는 다음과 같습니다.

◆ 고혈압

- 이상지질혈증
- 흡연
- 당뇨병 등 4가지 경우가 동맥경화증 발생위험을 증가시키는 4대 위험 인자입니다.

그 외 위험인자는 다음과 같은 경우가 있습니다.

- 비만
- 운동부족
- 가족력
- 꼼꼼한 성격 등

이상지질혈증이란?

혈중에 있는 기름기의 종류는 콜레스테롤, 중성지방, 인지질, 유리 지방산 등이 대표적인 기름기이고 몸 안에는 기름기가 반드시 있어야 하며, 그 중에 콜레스테롤이나 중성 지방과 같은 물질이 많으면, 동맥경화증을 유발합니다.

혈중에 기름기 성분인 콜레스테롤이 동맥경화를 유발하는 가장 중요한 원인이며, 콜레스테롤이 220mg/dL 이상인 경우를 이상지질혈증이라 합니다. 가능하면 200mg/dL이하로 유지하시는 것이 좋습니다. 이외에 저밀도 지질 단백 (LDL-C)이나 중성 지방이 높은 경우 및 고밀도 지질 단백 (HDL-C)이 낮은 경우 또한 이상지질혈증에 해당하며, 환자 개개인의 상태 및 해당 물질의 수치에 따라 생활 습관 교정 및 약물 치료가 필요합니다.

동맥경화증의 치료는?

- 기름기가 적은 음식
- 체중 조절
- 규칙적인 운동
- 금연
- 음주 절제
- 이상지질혈증의 경우 적절한 투약

동맥경화증과 음식은?

	해로운 음식	이로운 음식
곡 류	자장면, 라면	국수, 두부, 콩
어육류	소갈비, 안심, 소간, 곱창, 내장, 삼겹살, 햄, 새우, 장어, 전복	소살코기, 돼지살코기, 닭살코기, 광어, 도미, 갈치, 청어, 참치, 고등어
유지류	버터, 마요네즈, 프림, 돼지기름	참기름, 들기름, 마가린
난 류	계란 노른자, 생선 알	계란 흰자
유제품	우유, 밀크 쉐이크, 생크림, 치즈, 전지 분유	두유, 저지방 우유
제과류	케이크, 도넛, 파이, 비스킷, 쵸코렛	떡, 시리얼
외 식	곰탕, 해장국, 곱창전골, 중국 음식, 뼈 국물	비빔밥, 한정식

* 뼈 국물은 비교적 기름기가 많습니다. 가능하면 먹지 않는 것이 좋습니다. 심장병 환자 분들이 고기를 전혀 먹지 않는 경우가 많습니다만 살코기는 오히려 먹는 것이 좋습니다.

동맥경화증은 치료됩니까?

동맥경화증이 심한 혈관을 가진 환자 분도 식이요법과 약물요법을 잘하면, 혈관이 다시 깨끗해질 수 있습니다.

콜레스테롤이 많은 식품

- 계란 노른자
- 오징어
- 알젓
- 새우
- 연어알
- 간 등 내장육

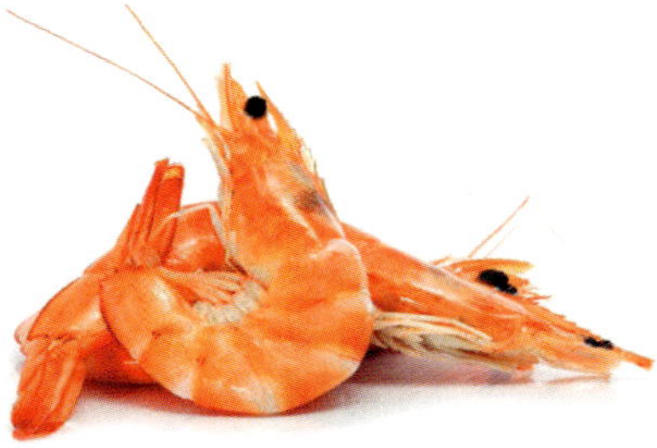

콜레스테롤 수치를 높이는 식품

- 지방이 많은 소고기
- 소·돼지뱃살
- 돼지기름, 쇠기름
- 베이컨, 소시지
- 버터, 생크림
- 계란을 사용한 케이크

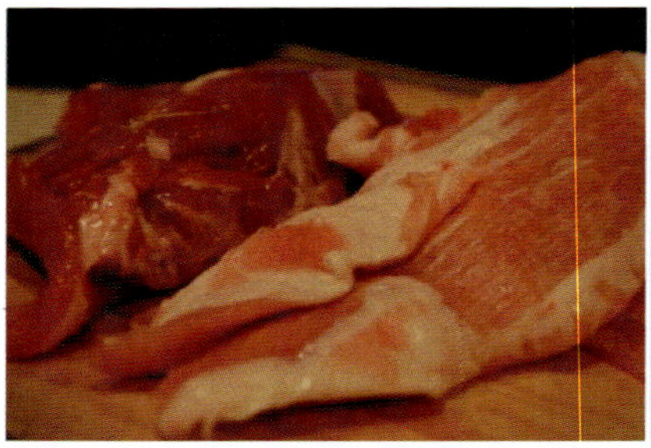

콜레스테롤이 적은 식품

- 곡물, 감자류
- 콩류
- 채소
- 해조류
- 버섯류

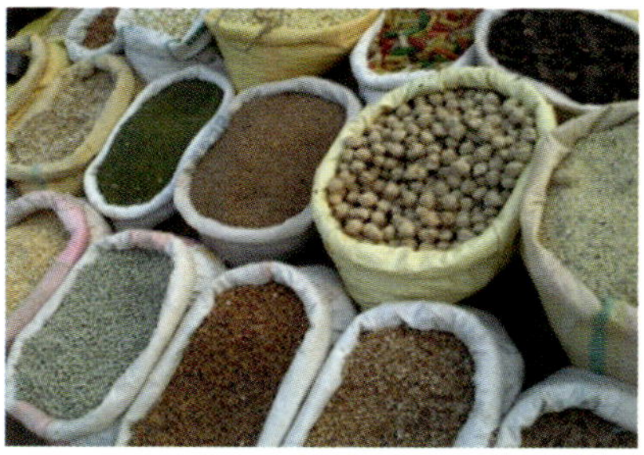

콜레스테롤 수치를 낮추는 식품

- 올리브유
- 등푸른생선
- 견과류
- 채소
- 과일
- 해조류

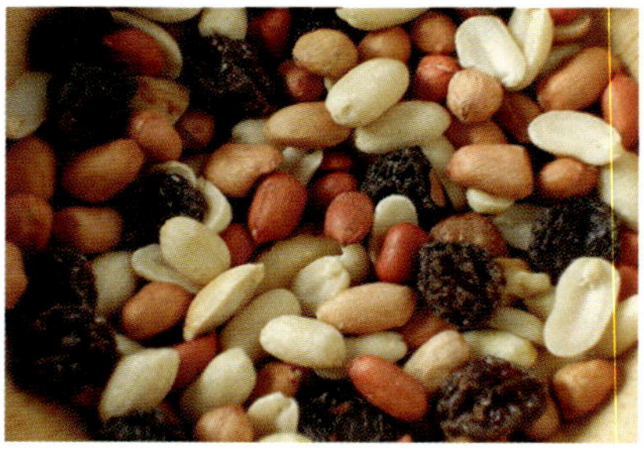

차. 관상동맥 질환

관상동맥 (冠狀動脈) 질환이란?

관상동맥 질환의 발병 원인은?

관상동맥 질환은 콜레스테롤과 같은 지방 성분이 체내에 축적되면서 발생합니다. 이 지방 성분이 혈관 내에 침착될 경우 혈관 벽이 두꺼워지고 혈관이 좁아져 원활한 혈액 순환에 지장을 받게 됩니다. 두꺼워진 혈관 벽 내면에 혈전이 생기게 되면 혈관 내부가 더욱 좁아지게 되고 혈관 수축이 되거나 심한 경우에는 혈관이 완전히 막히게 됩니다. 혈관 벽 내에 지방분이 축적된 경우를 동맥경화반 (플라그 : plaque)이라고도 말합니다.

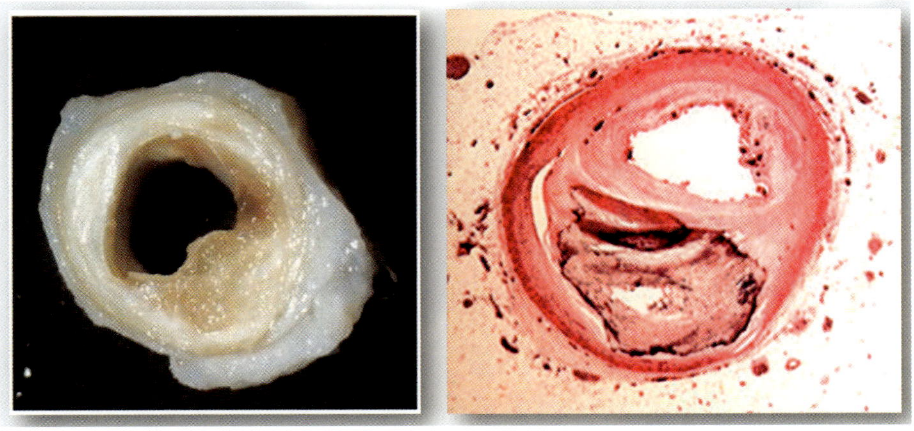

증상은?

심장은 근육질로 되어 있습니다. 따라서 심장이 정상적으로 작동을 하려면 끊임 없는 산소의 공급과 영양소가 풍부한 혈액의 공급이 절대적입니다. 세 갈래의 관상동맥과 심장 표면을 덮고 있는 혈관 망은 혈액을 공급하는 역할을 합니다. 이들 관상동맥이 지방분 누적에 따라 부분적으로 막힐 경우, 심장은 산소를 함유한 혈액을 충분히 공급받지 못하게 됩니다. 더구나 신체적 또는 심리적 스트레스로 더 많은 산소와 영양소를 필요로 하게 될 경우에 심장 근육은 제대로 역할을 하지 못하게 됩니다. 바로 이럴 때에 협심증을 일으키거나 가슴에 통증을 느끼게 되는 것입니다. 이런 증세를 즉시 치료하지 않으면 심근경색증 또는 돌연사 (심장 마비)까지도 일으킬 우려가 있습니다.

진단은?

심전도 검사

가장 흔히 사용되는 진단 검사 방법으로는 심전도 (心電圖: electrocardiogram) 검사 또는 스트레스 검사가 있습니다. 이는 환자가 운동 중에 심장의 전기적 상태가 어떻게 변화하는지를 면밀하게 측정을 하는 검사입니다. 이 검사에서 비정상적 징후가 발견되면 담당 의사는 추가적인 정밀 검사를 하도록 권할 것입니다. 진단이 빨리 내려질수록 치료는 더 빨리 시작될 수 있습니다.

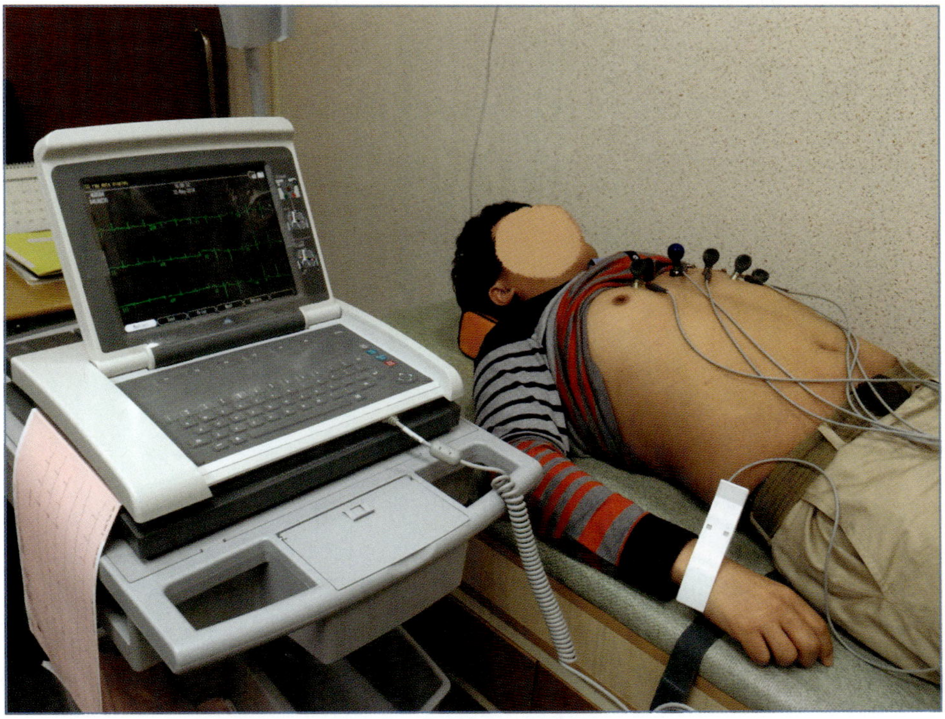

운동 부하 심전도 검사

벨트 위를 달리면서 심장의 기능을 평가하는 방법인 답차형 운동부하 검사를 가장 많이 실시하고 있습니다. 벨트가 돌아가는 속도가 점점 빨라지고 경사가 더욱 급해지면서 운동을 점차적으로 심하게 하면서 증상의 변화, 심장의 상태인 심전도의 변화와 혈압의 변화를 관찰 등을 관찰하는 검사법으로서 심장병 환자에서 실시하는 기본적인 검사법 중의 하나입니다.

부하 심초음파도 검사

심초음파 검사를 하면서 심장에 부하를 주는 약물을 투여하거나 운동을 하여 심장의 운동량을 증가시켜서 심장의 기능을 평가하는 방법입니다.

심장 핵의학 검사

방사성 동위원소를 이용하여 심장의 혈액순환 정도를 평가하는 방법으로서, MSPECT 및 PET 등의 검사 방법이 사용됩니다.

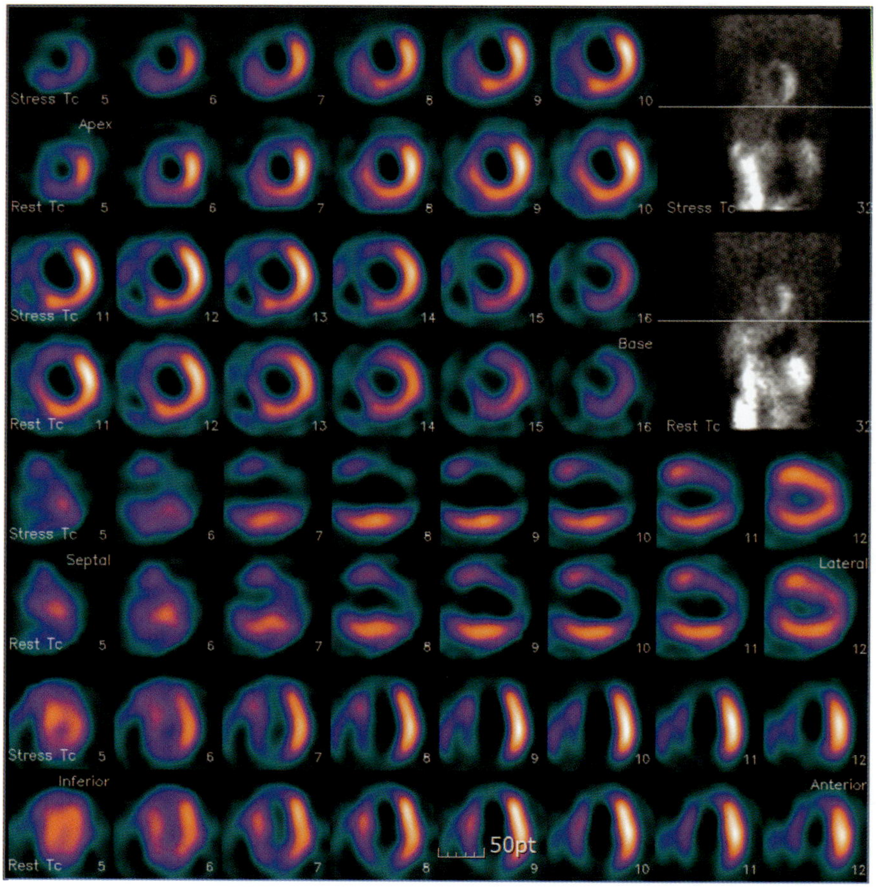

관상동맥 조영술

임상 진단이 내려지고 심장 혈관인 관상동맥이 좁아져서 관상동맥을 넓혀야 할 필요가 있다고 판단되는 경우에 담당 의사가 관상동맥 조영술을 권장할 수 있습니다. 이 촬영은 부분 마취 상태에서 관상동맥 속에 특수 조영제를 주입하여 X레이 사진을 영화처럼 찍는 것입니다. 이 조영제는 X레이 상에 나타나므로 동맥 내부와 혈관내의 좁아진 부위나 막힌 부분을 쉽게 보여줍니다.

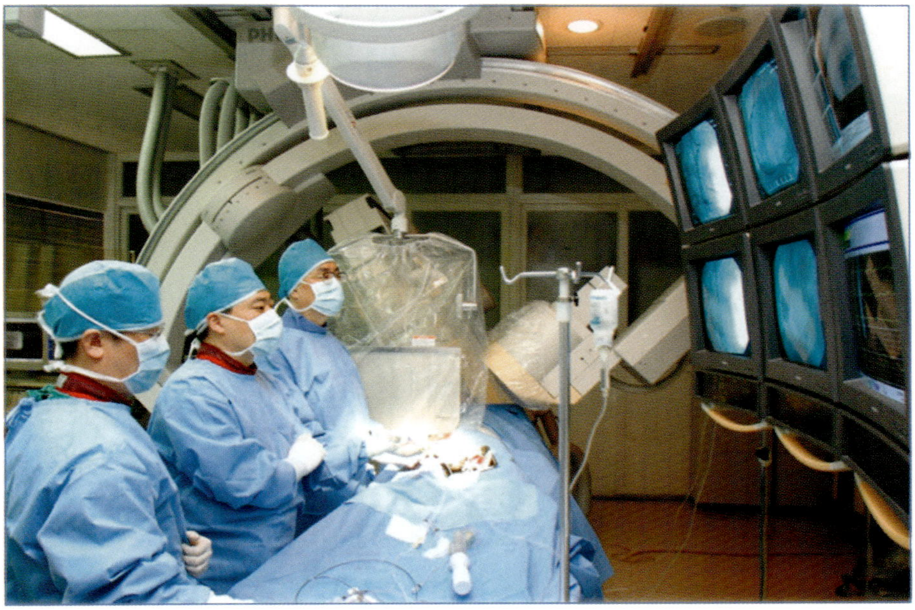

※ 관상동맥 질환의 위험 인자

다음에 열거된 위험 인자들은 관상동맥 질환의 발병률을 높일 수 있으므로 철저히 조절해야 합니다.

- 고혈압
- 당뇨병
- 흡연
- 이상지질혈증
- 비만 (체중 과다)
- 부모가 뇌졸중이나 심장병을 갖고 있는 경우
- 운동 부족
- 스트레스

치료 방법

진단 결과가 나오면 담당 의사는 환자에게 가장 적절한 치료 방법을 제시할 것입니다.

❶ 동맥경화 위험 인자를 조절하고 약물 요법을 시작합니다.
❷ 약물 요법으로 잘 조절되지 않은 경우에 대부분 관상동맥 조영술을 실시하여 혈관 확장술을 실시하게 됩니다.

혈관 확장술의 종류에는 다양한 방법들이 알려져 있으며, 풍선 확장술, 스텐트 삽입, 동맥경화 죽상종 제거술, 레이저 치료 등이 있으나, 현재까지 알려진 가장 좋은 방법은 스텐트 시술입니다.

혈관 확장술을 할 수 없는 경우는 흉부외과에서 가슴을 열고 관상동맥 우회술 (수술)을 실시하게 됩니다.

카. 협심증(狹心症)

심장에 피를 공급하는 관상동맥이 좁아지고 동맥내 피덩어리(혈전)가 생기거나 동맥이 수축하면 가슴에 통증이 생기는 경우를 일컬어 심장을 조인다고 해서 협심증(狹心症)이라 합니다.

※ 우리나라 연도별 허혈성 심장 질환 사망자수

(단위 : 천명, 십억원)

구분	2015년	2016년	2017년	2018년	2019년
환자수	850	890	925	967	1,003
진료비	724	815	932	1,041	1,144

주 : 심사평가원, 진료년도 기준 의료기관의 허혈성 심질환(120~125)이 주상병인 청구자료

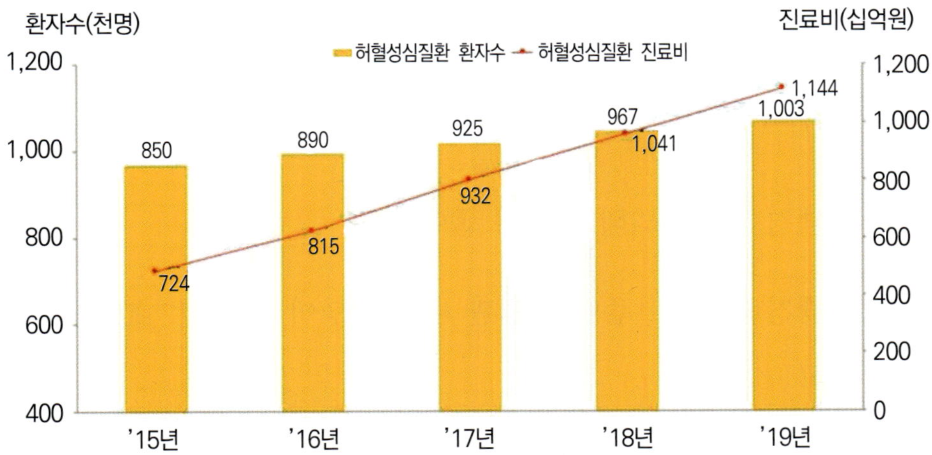

관상동맥 질환이 급증하는 원인은 식사 변화, 흡연율의 증가, 많은 스트레스, 평균 수명의 연장 등이라고 생각됩니다.

※ 전남대학교병원에서 관상동맥 중재술 시술 건수의 변화 현황

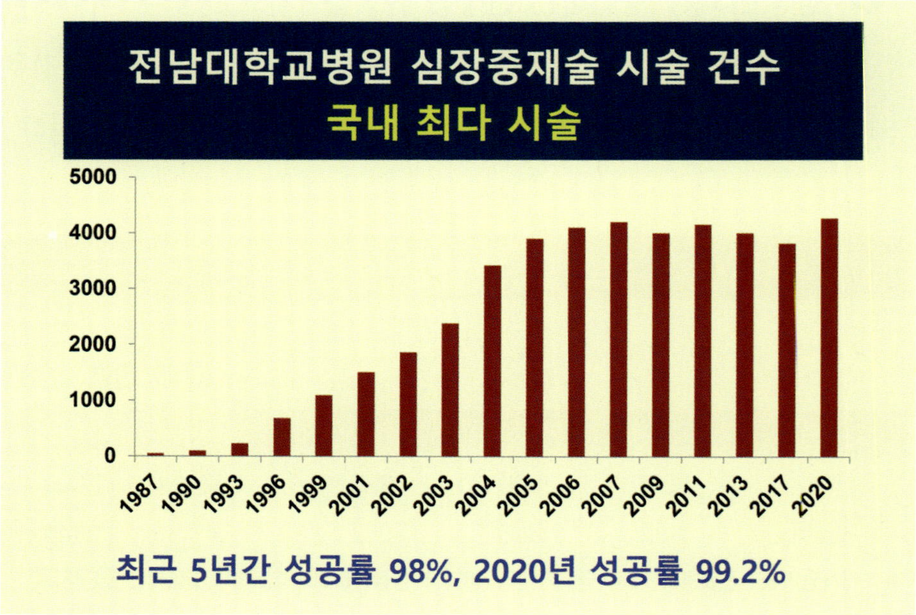

협심증은 왜 생기는가?

- 동맥경화증에 의해 혈관이 좁아지고
- 동맥경화증으로 좁아진 혈관 내에 피덩어리 (혈전: 血栓)가 생기고
- 혈관 내부의 벽을 보호하고 있는 얇은 막을 구성하고 있는 혈관내피 세포 (血管內皮細胞)가 손상되거나 기능이 떨어져서 혈관이 수축할 때에 심장이 아프게 됩니다.

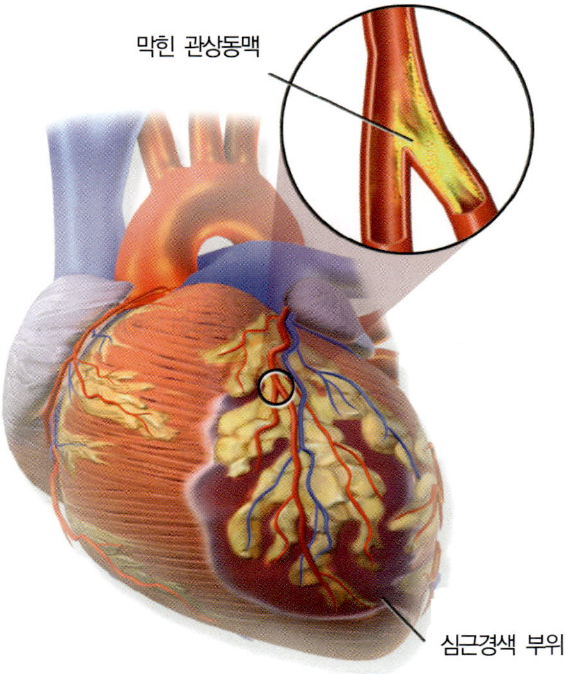

협심증의 종류와 증상은?

- 가슴 한가운데서 쥐어짜듯이 아프고 왼쪽 어깨 부위로 통증이 퍼집니다.

- 처음에는 심한 운동을 할 때만 가슴이 아프다가 점차 가벼운 운동을 할 때도 가슴이 아프게 되며, 이러한 경우를 안정형 협심증이라 합니다.

- 이 안정형 협심증이 진행되면 쉬고 있는 상태에서도 가슴이 아프고 통증의 횟수와 정도가 증가하게 되고 이러한 경우를 불안정형 협심증이라 합니다.

- 잠잘 때, 특히 새벽에 혈관이 수축하여 통증이 생기며, 이러한 경우를 이형 (異形) 협심증이라 합니다.
- 드물게는 통증이 없는 경우가 있으며, 이러한 경우를 무증상 심근 허혈 (無症狀 心筋 虛血)이라 합니다.

협심증과 같이 가슴에 통증을 유발할 수 있는 질환은?

- 심장 질환으로서 심낭염, 심장 판막증, 선천성 심장병
- 식도 질환으로서 식도 운동 이상
- 폐 질환으로서 폐기흉, 늑막염
- 늑간 신경통
- 심장 신경증 등도 가슴에 통증을 유발할 수 있으므로 정확한 진단이 필요합니다.

협심증의 진단은 어떻게 합니까?

- 증상

- 심전도 검사
- 운동 부하 심전도 검사
- 운동 또는 약물 부하 심초음파도 검사
- 활동중 심전도 검사
- 심장 핵의학 검사
- 심장 전산화 단층 촬영 검사
- 관상동맥 조영술 등이 있습니다.

협심증의 치료는 어떻게 합니까?

- 응급 환자가 즉시 할 수 있는 약물 요법으로는 니트로글리세린 (혈관확장제)이 있으며, 혀 밑에 넣는 설하제, 입에 뿌리는 분무제 등이 있습니다.
- 병원에서 투여하는 약물로서는 혈소판의 엉기는 것을 억제하는 항혈소판제, 항응고제, 항혈전제, 혈관확장제 등이 있습니다. 또한, 심장의 부하를 줄이고 구조가 변형되는 것을 최소화시키기 위한 약물 치료 또한 병행됩니다.
- 약물에 반응하지 않는 환자의 경우에는 관상동맥 중재술을 시도할 수 있는데, 관상동맥 중재술이란 막히거나 좁아진 관상동맥을 뚫거나 넓히는 방법입니다.

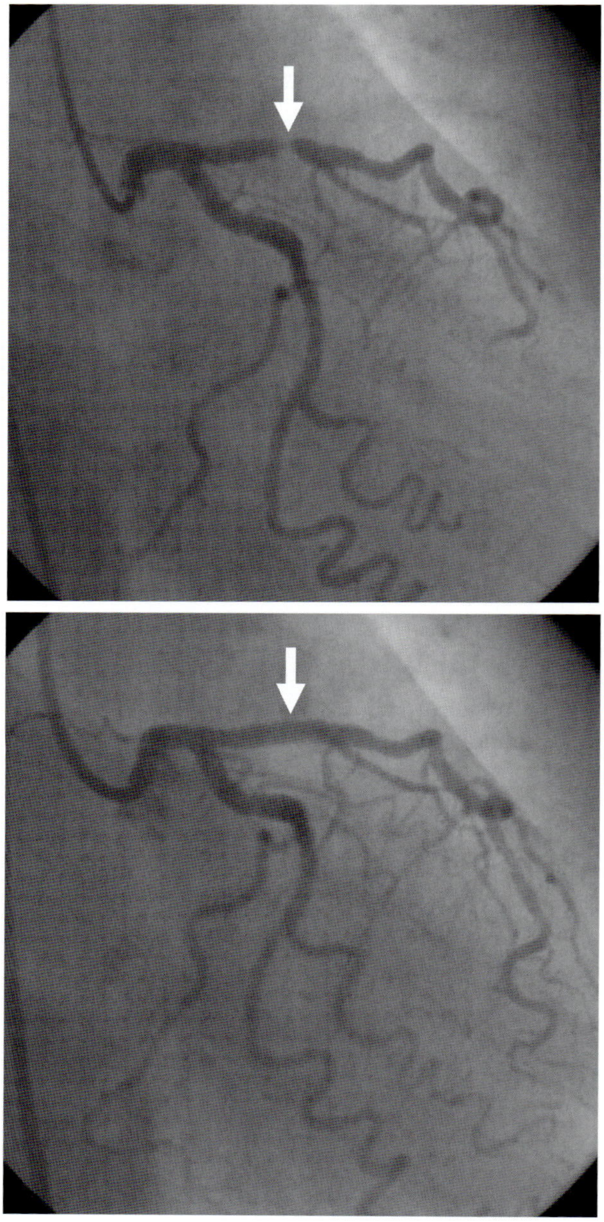

70세 협심증 환자로서 좌전하행지 관상동맥이 99% 막혀 있어서 관상동맥 조영술로 진단한 다음 (위쪽 그림), 스텐트 삽입술을 시행하여 잘 넓혀서 성공적으로 치료함 (아래 쪽 그림).

평소 생활하던 중 갑자기 가슴에 통증이 생기면 어떻게 합니까?

- 망설이지 마시고 즉시 **119**를 불러서 대학 병원 응급실로 가십시오.
- 혀 밑에 넣거나 뿌리는 니트로글리세린 (혈관 확장제)을 사용하면 도움이 됩니다.
- **3회** 이상 니트로글리세린을 사용하여도 통증이 가시지 않으면 심장 혈관이 심하게 막혔음을 의미하므로 즉시 대학 병원 응급실로 가십시오.

협심증의 예방은?

- 동맥경화증의 위험 인자 (고혈압, 이상지질혈증, 당뇨병, 흡연)가 있으면 철저히 조절하십시오.
- 기름기가 없는 음식을 섭취하십시오.
- 술을 절제하십시오.
- 적절한 운동으로 비만증이 생기지 않도록 하십시오.

타. 심근경색증(心筋梗塞症)

심장의 혈관(관상동맥)이 거의 혹은 완전히 막혀서 심장이 괴사(썩음)되어 생기는 질환입니다.

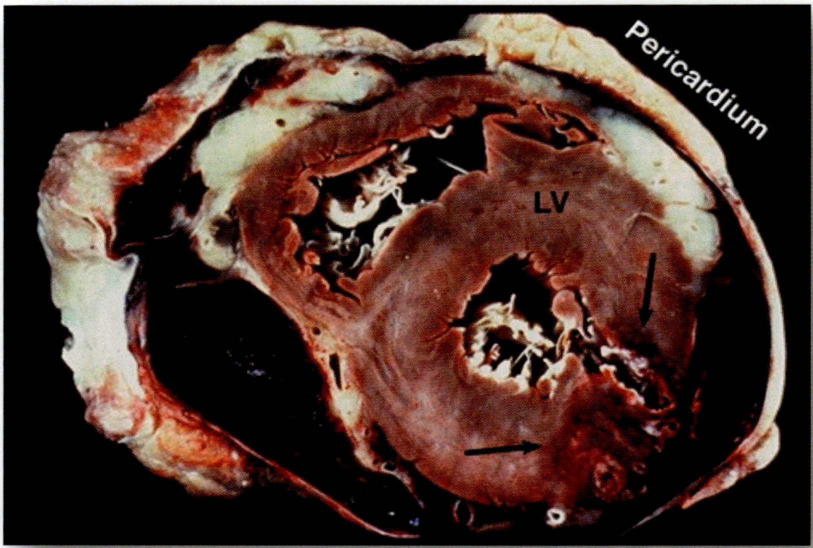

인간의 질병 중 가장 사망률이 높아 병원에 도착하기 전에 50% 정도가 사망하고 병원에 도착하여 적극적인 치료를 하여도 사망률이 10% 정도입니다. 2002년 1월부터 2004년 6월까지 전남대학병원 심장계 중환자실에 입원하였던 2,081예 중 155예가 사망하여 사망률은 7.4%이었습니다.

※ 한국인 급성 심근경색증 등록 연구(Korea Acute Myocardial Infarction Registry : KAMIR)란?

- 2005년 대한 순환기 학회 창립 50주년 기념 사업으로 선정된 전남대학병원에서 제안하였던 연구과제

- 한국에서 발생하는 급성 심근경색증 환자를 전산 등록하여 한국실정에 알맞은 예방법과 치료법을 연구하는 과제로서 현재까지 전국에서 7만 명 이상의 환자가 등록

심근경색증의 증상은?

- 매우 심한 가슴 통증이 나타나고 식은 땀, 메스꺼움 등이 함께 나타납니다. 심근경색증시 가슴의 통증을 인간이 느낄 수 있는 최고의 통증이라 흔히 표현합니다.

- 가슴의 통증은 짓누르고 쥐어짜는 듯한 통증이고 어깨나 팔로 퍼질 수 있습니다.

동맥경화증, 협심증, 심근경색증의 차이는?

- 동맥경화증이란 혈관이 딱딱해지고, 좁아지거나 막혀서 생기는 병든 상태 모두를 말합니다.

- 협심증(狹心症)이란 심장 혈관(관상동맥)에 동맥경화증, 혈전, 혈관 수축 등이 관여하여 혈관이 좁아지며 그에 따라 심장 근육에 필요한 만큼 산소와 영양분이 공급되지 않는 질환을 말합니다. (심근 허혈 상태)

- 심근경색증(心筋梗塞症)이란 관상동맥이 동맥경화증, 혈전, 혈관 수축에 의해 거의 혹은 완전히 막혀서 생기는 질환입니다. (심근 괴사 상태)

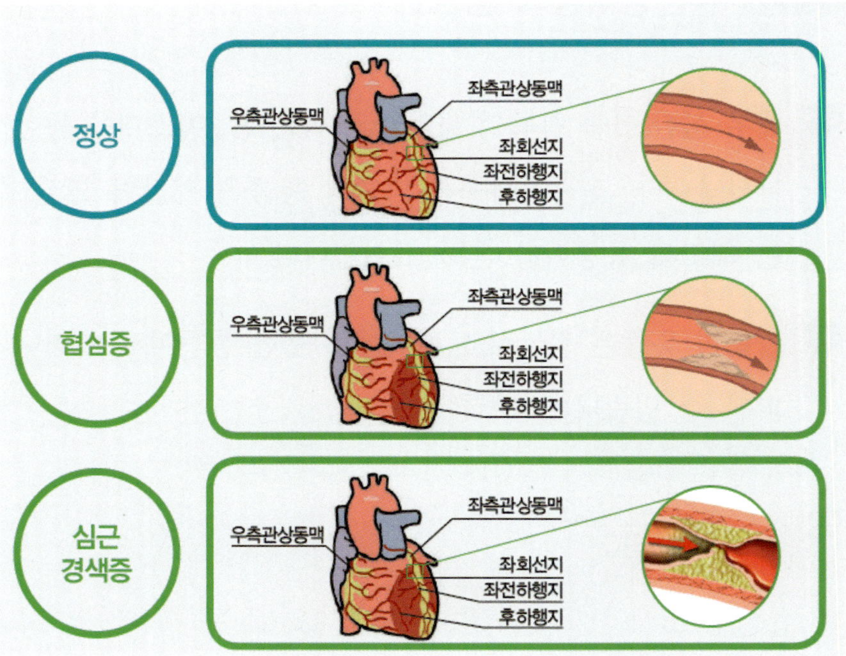

심근경색증의 발병 위험 인자는?

- 고혈압
- 흡연 : 한국인의 젊은 성인의 경우 가장 중요
- 이상지질혈증

  : 총콜레스테롤이 220 mg/dL 이상,
  저밀도 지단백 콜레스테롤이 130 mg/dL 이상
  중성 지방이 150 mg/dL 이상
  고밀도 콜레스테롤 40 mg/dL 이하 (남자)
  50 mg/dL 이하 (여자)

- 당뇨병
- 비만
- 가족력으로서 부모 형제중 심장병, 뇌졸중 (腦卒中)이 있는 경우

심근경색증의 진단방법은?

- 임상 증상 - 30분 이상 지속되는 흉통
- 심전도
- 심근 효소 - 혈액 검사에서 심근 효소 수치 측정

- 심근 핵의학 검사
- 심장 초음파도
- 관상동맥 조영술 등이 있습니다.

심근경색증이 일어났을 때 응급조치는?

- 가능하면 움직이지 마십시오.
- 혀 밑에 넣거나 뿌리는 니트로글리세린이 있으면 즉시 복용하십시오.
- 망설이지 마시고 **119**를 불러서 대학 병원 응급실로 가십시오.
- 효과가 없는 단방 약을 사용하거나, 약국, 한의원, 개인 병원에서 시간을 낭비하지 마십시오.
- 발병 6시간 이내에 오셔야 심장의 괴사를 막을 수 있고 늦어도 12시간 안에 오셔야 심근을 성공적으로 회복시킬 수 있습니다 (심근 괴사 예방 시간 = 6시간 이내).

심근경색증의 치료법은?

- 관상동맥 내에 발생한 혈전을 녹이는 혈전 용해제를 사용합니다 (발병 6시간 이내에 사용하는 것이 좋고 늦어도 12시간 이

내에 사용해야 합니다). 혈전 용해제를 사용하게 되면 전체 환자의 70% 정도는 혈전이 녹아서 혈관이 뚫리게 됩니다.

- 응급으로 관상동맥 조영술을 실시하여 혈전과 동맥경화증으로 막힌 관상동맥을 확인한 다음 관상동맥 중재술로 뚫어줍니다(전남대학교 병원 최근 10년간 성공률 = 98%).
- 가능하면 30분 이내에 혈전 용해제 투여, 1시간 이내에 관상동맥 중재술을 시술할 수 있는 시설과 의료 인력이 충분하고 풍부한 시술 경험이 많은 대학 병원으로 119를 타고 가는 것이 좋습니다.
- 2009년과 2010년에 시행한 보건 복지부 심사 평가원 평가에서 전남대학병원은 전국에서 가장 많은 심근경색증 환자를 효과적으로 치료하여 가장 많은 인센티브를 지급받았습니다.

심근경색증 환자의 식이요법은 어떻게 합니까?

- 초기에는 부드러운 음식을 소량씩 심장에 부담이 가지 않게 드십시오.
- 2~3일이 지나면 정상적인 식사를 할 수 있습니다.
- 기름기가 없는 음식을 싱겁게 드십시오.
- 금연하시고 술을 절제하십시오.

- 동맥경화증에 대한 일반적인 식이 요법을 철저히 따라서 하십시오.

심근경색증 환자의 퇴원 후 치료법은 어떻게 합니까?

- 꾸준한 약물 요법이 필수: 항혈소판제 (아스피린, 플라빅스, 에피언트, 브릴린타 등), 베타 차단제, 지질 저하제 (스타틴), 안지오텐신 억제제, 필요시 이뇨제나 강심제 등
- 위험 요인을 반드시 교정: 금연, 고혈압, 당뇨병, 이상지질혈증 치료
- 적절한 운동 및 체중조절
- 주기적인 심장 검사 : 혈압, 혈중 지질, 혈당, 심전도, 운동 부하 검사, 심초음파 검사 등을 적어도 1년에 1회씩 시행
- 관상동맥 중재술을 시술받은 환자는 충분한 약물 치료에도 불구하고 증상이 재발하거나 기타 담당 의사가 권유하는 경우 추적 관상동맥 조영술을 시행

심근경색증 후 재활요법은?

- 심근경색증 후 완전 회복까지 걸리는 시간은 2개월 정도입니다.
- 심근경색증 후 1주 경에는 병원 복도에서 걷다가 퇴원하게 되는데, 퇴원 후 운동량을 점차 늘리시다가 1~2개월 후부터는 정상적으로 운동하시고 직장에 복귀하셔도 됩니다.
- 성관계는 심각한 합병증이 없는 환자에서는 2주 이후부터 시작하시고 심근경색증 후 1개월까지는 주로 배우자가 적극적인 자세를 취한 후, 2개월 후부터는 정상적으로 실시하셔도 됩니다.

심근경색증 예방법은 어떠한 것들이 있습니까?

- 규칙적인 운동으로 적절한 체중을 유지하십시오.
- 고혈압, 당뇨병, 이상지질혈증이 있으시면 잘 조절하십시오.
- 금연하시고 술을 절제하십시오.
- 항간에서 많이 사용되는 단방약에 의존하지 마십시오

Chapter 3

심장병 진단법

다른 병과 마찬가지로 심장병도 조기 진단을 통해 빨리 발견하고 초기에 적절한 치료를 받는 것이 무엇보다도 중요합니다.

특히, 심장병은 환자가 갑자기 사망하는 경우가 많으므로 심장병을 의심하게 하는 증상이 있을 때에는 지체 없이 심장병 전문의의 진찰을 받아야 합니다.

심장병이 의심되는 증상이 없을 경우에도 심장병에 걸릴 수 있는 가능성이 많은 경우 즉, 고혈압 환자가 담배를 많이 피우는 경우 등은 반드시 심장병 전문의의 진찰을 받아야 합니다.

다음에는 심장병의 진단을 위한 검사와 시술에는 어떠한 것들이 있는지 소개하고자 합니다.

가. 심전도

- 심장은 스스로 전기를 만듭니다. 가슴 표면에 부착한 전극 판을 통해서 심장에서 만든 전기를 기록할 수 있으며 그 검사가 바로 심전도(心電圖)입니다.

- 심전도는 고통이 전혀 없고, 매우 싸고, 검사하는 데 1~2분밖에 소요되지 않지만 심장 전기의 발생과 전달의 이상, 심장의 구조적 또는 생리적 이상을 알 수 있어 모든 심장병 환자에게 간편하게 시행할 수 있는 검사입니다.

- 심전도는 부정맥이나 심근경색증과 같은 중요한 심장병을 진단하는 데 특히 좋습니다. 그러나 잠깐 있다가 저절로 소실되는 심장병의 경우에는 순간적인 심장 상태만을 기록하는 일반 심전도로는 진단이 어려울 수 있습니다. 이때는 24~48시간 동안 계속 심장 상태를 기록하는 활동 중 심전도(또는 홀터 심전도)나 가슴에 삽입하여 증상이 발생한 순간 심전도를 기록하는 이식형 사건 기록기(또는 삽입형 루프 레코더)를 통해 검사를 시행하기도 합니다.

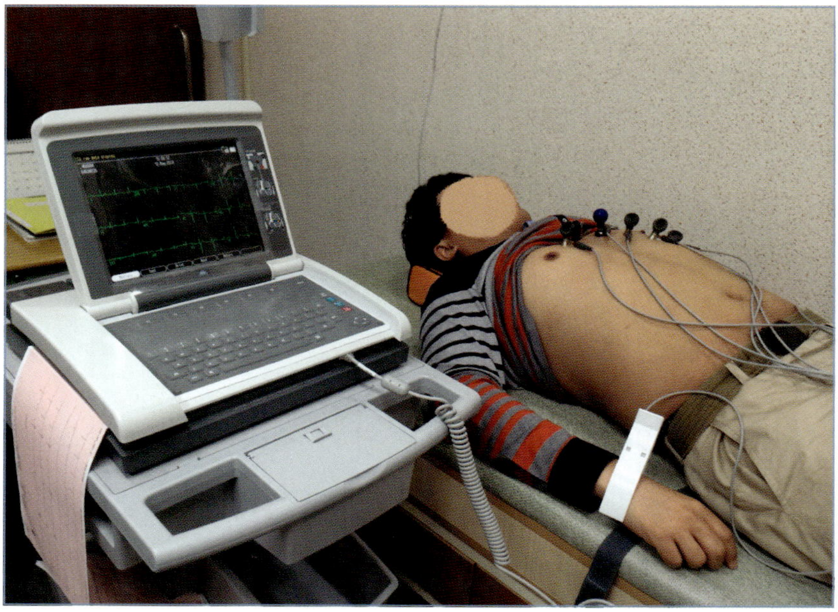

심전도 검사 장면

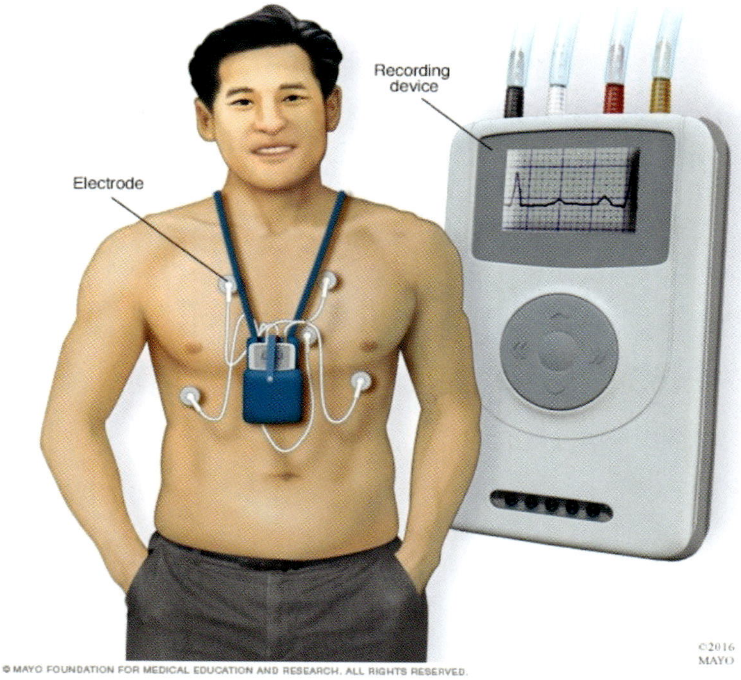

홀터 심전도

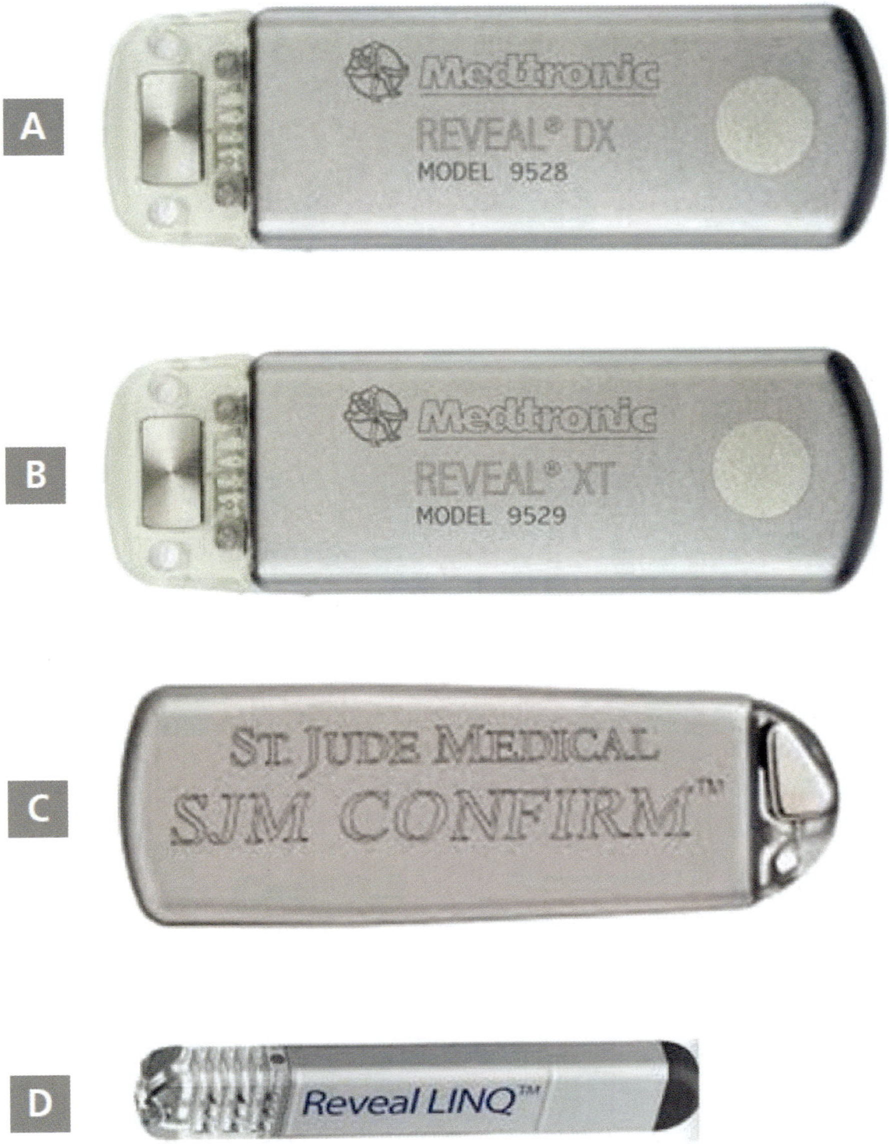
A
Medtronic
REVEAL® DX
MODEL 9528
B
Medtronic
REVEAL® XT
MODEL 9529
C
ST. JUDE MEDICAL
SJM CONFIRM™
D
Reveal LINQ™

삽입형 루프 레코더

나. 흉부 방사선 촬영

방사선을 이용하여 가슴을 촬영하는 방법으로서, 심장이 커지거나 폐에 물이 고인 폐울혈(肺鬱血) 등을 쉽게 진단할 수 있습니다.

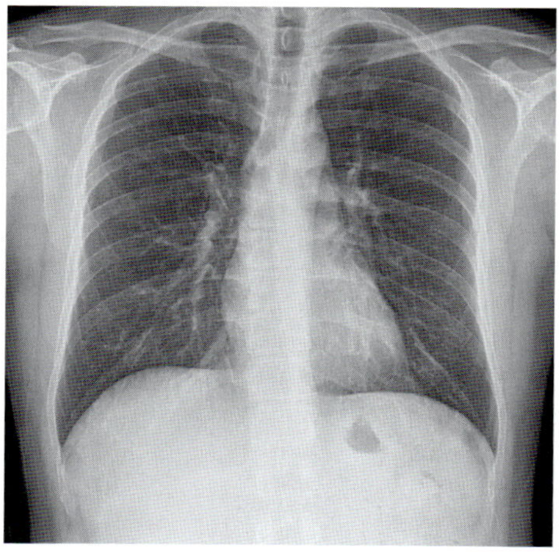

정상 소견 사진

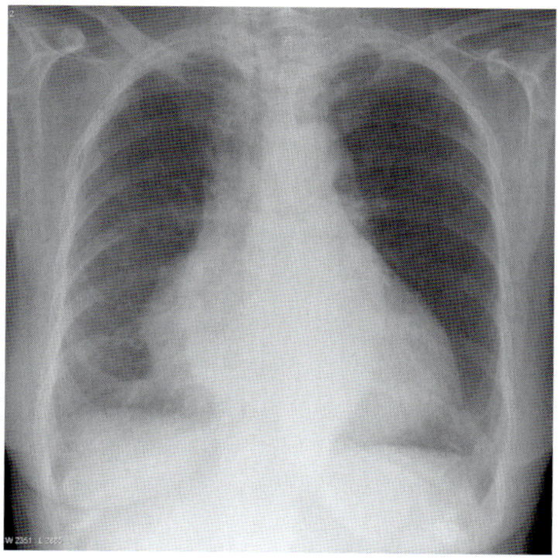

심비대 흉부 방사선 소견

다. 혈액 검사

혈액 검사를 통해 피 속에 얼마나 많은 나쁜 콜레스테롤이 있는지 알아볼 수 있으며, 심근경색증 환자에서 심근이 손상될 때 피 속에 나타나는 심근 효소 등을 측정할 수 있습니다. 또한 심혈관 질환과 밀접히 연관되어 있는 간이나 콩팥 등 다른 장기의 기능을 측정할 수 있으며, 치료제 사용에 따른 부작용(전해질 이상, 요산 상승, 빈혈 등)을 찾아내는 데에도 도움이 됩니다. 피 속에 나쁜 콜레스테롤이 얼마나 있는지 알아보는 검사는 식사를 하지 않고 하는 것이 정확합니다. 따라서 심장병 환자는 혈액 검사 시 최소 8시간 이상 금식 후 혈액 검사를 받아야 합니다.

라. 심장 초음파 검사

- 심장 초음파 검사는 방사선에 대한 노출이나 방사선 조영제를 사용하지 않고, 인체에 무해한 초음파만을 이용하여 심장과 대동맥을 피 한 방울 흘리지 않고도 모든 방향에서 절단된 단면을 볼 수 있게 하여, 심장과 혈관의 내부 구조 및 기능을 정확하게 파악할 수 있게 하는 검사로서 심장병 진단에 매우 중요한 검사입니다.

- 심장 초음파 검사는 심부전을 비롯한 대부분의 심장병 진단에 있어서 필수적인 검사의 하나입니다. 검사에 걸리는 시간은 평균적으로 20~30분 정도이고 복부 초음파 검사와는 달리 검사 전 금식이 필요하지 않습니다.

- 과거에는 다소 침습적인 심도자 검사나 심혈관 조영술을 통해서만 알 수 있었던 것들도 심장 초음파 검사만으로도 정확한 진단이 가능한 경우가 많아서, 입원 및 침습적인 방법이 요구되는 심도자 검사나 심혈관 조영술을 받지 않고 용이하게 진단을 받게 되는 환자도 많습니다.

- 최근에는 심장의 변형 영상, 조직 도플러 및 3차원 입체 심초음파와 같은 최신의 심장 초음파 기법이 가능한 심장 초음파 기기가 도입되어 심장의 구조와 기능 및 치료에 대한 적절성 평가에 매우 유용한 정보를 주어 환자의 치료에 도움을 주고 있습니다.

- 때로는 상부 위장관 내시경과 유사하게, 식도에 내시경처럼 생긴 심장 초음파 기기를 넣어 식도쪽에서 심장을 관찰하는 경식도 심장 초음파를 시행하기도 하는데, 이러한 경우에는 검사 수시간 전부터 금식이 필요합니다. 경식도 초음파는 주로 판막 질환에 대한 정확한 진단이나 경피적 대동맥 판막 치환술 등 시술이 필요한 경우, 선천성 심질환의 진단, 심방 세동 등 부정맥에 대한 전극 도자 절제술이 필요한 경우 등에 시행하게 됩니다.

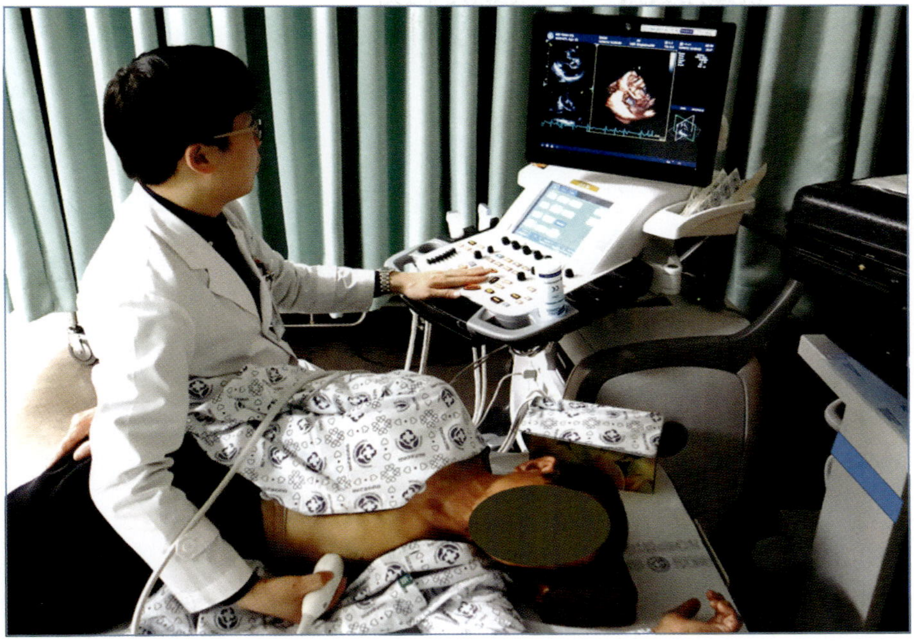

심장 초음파 검사 장면

마. 운동 부하 검사

- 운동을 하면서 심장의 활동력을 측정하는 방법으로서 가슴에 심전도를 붙이고 팔에는 혈압계를 달고 벨트 위를 달리는 검사로서, 3분 간격으로 벨트가 돌아가는 속도가 빨라지고 경사가 급해지게 되어 시간이 흐를수록 빨리 힘차게 뛰어야 합니다. 심장병을 진단하고 치료 효과를 판정하고 운동 처방을 내리는 데 매우 중요한 검사입니다.

- 운동 부하 검사는 약 30분 가량 걸리며, 검사 전에 가벼운 복장으로 오고 가능하면 식사를 하지 않고 뛰는 것이 좋습니다.

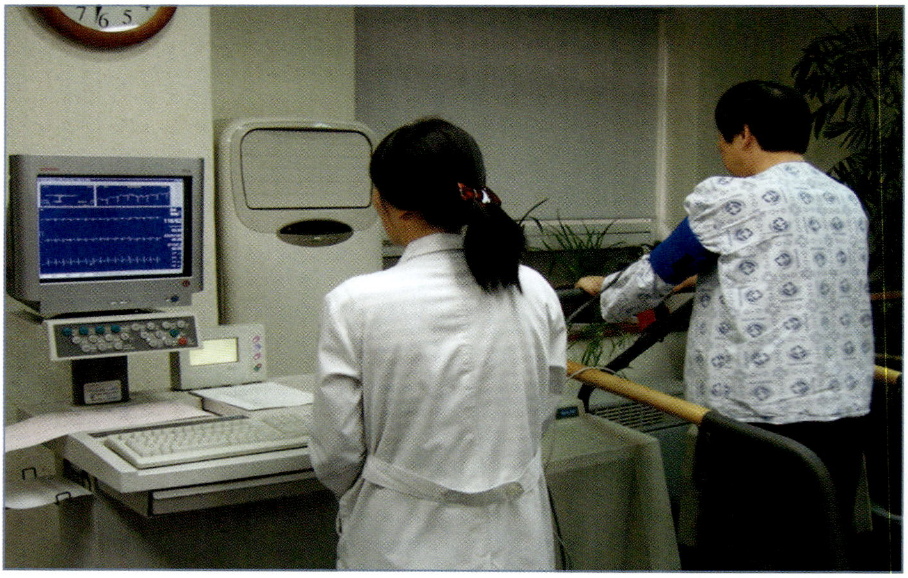

바. 24시간 활동 중 혈압 측정

- 수은 혈압계를 이용하여 외래에서 측정한 혈압은 고혈압의 기준을 정하고 예후를 예측하는 임상 연구 등에 사용되어 왔으나 외래에서 한번 측정한 혈압은 백의 효과 (실제 혈압보다 병원에서 잰 혈압이 높게 나옴), 일중 혈압의 변동, 가면 고혈압 (실제 혈압보다 병원에서 잰 혈압이 낮게 나옴) 등을 파악할 수 없습니다.

- 반면에 24시간 동안 여러 번 혈압을 측정하는 24시간 활동 중 혈압 측정은 하루 동안 개인의 활동 중 혈압의 평균을 잘 반영하여 환자의 고혈압 유무, 조절 정도 그리고 심혈관 질환의 발생 위험과 예후를 보다 잘 예측할 수 있게 해줍니다.

- 또한 24시간 활동 중 혈압 측정은 진찰실 이외에서 정상 혈압을 보이는 백의 고혈압의 진단에도 필수적이며 야간 수면시의 혈압, 기상 후 아침에 혈압이 높아지는 아침 혈압 상승, 주간 운동 시의 혈압 등도 파악할 수 있습니다. 특히 일정 시간 간격으로 측정되기 때문에 혈압의 하루의 리듬과 혈압 변동성의 분석도 가능합니다.

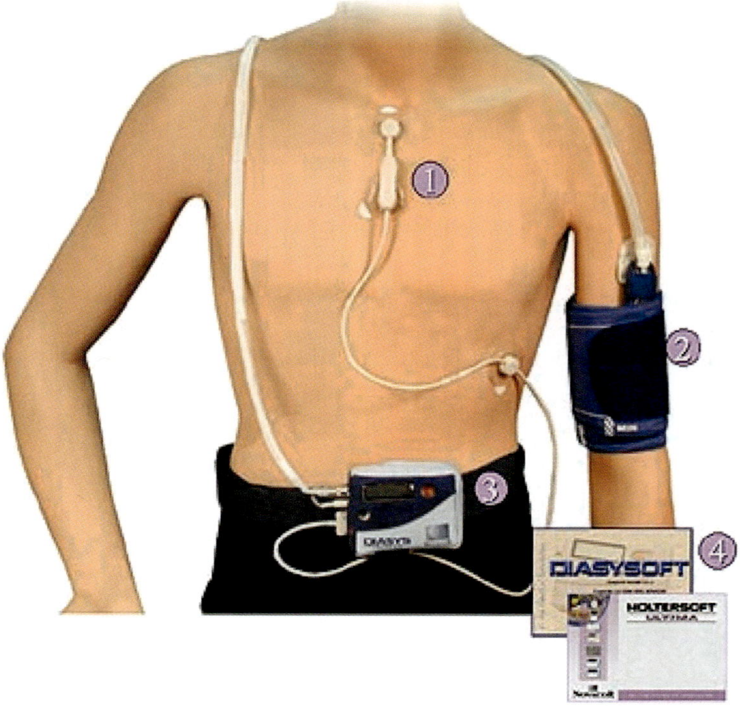

24시간 활동 중 혈압 측정기

사. 동맥 경직도 검사

연령이 증가하면 탄성 섬유의 퇴화 변성과 콜라겐의 축적에 의해 동맥의 경직도가 증가하며, 고혈압이나 흡연, 이상지질혈증과 같은 동맥경화증의 위험 인자들은 이러한 변화를 가속화 시킵니다. 동맥 경직도의 증가는 향후 심혈관 질환의 발생과 연관된 좋은 예측 인자로 알려져 있습니다.

- 동맥 경직도 검사는 혈관을 흐르는 혈류의 속도, 파형 및 압력을 사지의 혈관에서 측정하여 구하게 됩니다. 검사는 10~15분 정도 소요되며, 특별한 준비 없이 검사용 침대에 누워계시면 심전도 검사와 비슷하게 시행됩니다.

- 동맥 경직도 검사와 더불어 상완-발목 지수 측정이 동시에 이루어지며 이는 말초 혈관의 폐쇄 여부도 동시에 평가할 수 있는 장점이 있습니다.

아. 전산화 단층 촬영(CT) 관상동맥 조영술

- 심장의 움직임은 매우 복잡하여 CT를 이용한 관상동맥 조영술이 어려웠으나 과학 기술의 발전으로 계속 움직이는 심장의 영상을 얻을 때의 어려움을 극복할 수 있는 다채널 컴퓨터 전산화 단층 촬영 (Multi-Detector Computed Tomography; MDCT)이 개발되어 근래에는 연구 및 임상 분야에서 이의 사용이 증가하고 있습니다.

- 환자분은 검사 당일에는 금식하셔야 하고, 필요시 맥박 수 조절을 위해 알약을 검사 전에 드시게 됩니다. 실제 검사 시간은 매우 짧아서 일반 CT를 촬영하는 것처럼 5분 정도 촬영 기계에 누워있으면 검사가 끝나며 실제 관상동맥 조영술에서와 비슷한 영상을 얻게 됩니다.

CT 관상동맥 조영술은 다른 비침습적 검사에서 관상동맥 질환의 진단이 애매한 환자나 저위험군 환자에서 관상동맥 질환의 평가, 관동맥 우회술 후의 이식 혈관 평가 등에 사용이 추천되고 있습니다. 또한 관상동맥의 선천성 기형 및 다른 질환과의 감별에도 유용하며 최근에는 비침습적으로 관상동맥경화반의 평가에 이용하려는 연구도 진행 중입니다. 하지만 아직까지 대규모 연구가 없어 저위험군에서 선별 목적으로 이용할 것을 권고하고 있으나 추후 연구 결과에 따라 적응증은 더 다양해질 수 있으리라 판단됩니다. 또한, CT에서 유의해 보이는 관상동맥 협착이라고 할지라도 실제로 관상동맥 조영술을 시행하였을 때 상대적으로 덜 심해 보이는 경우도 있어 해석에 주의가 필요합니다.

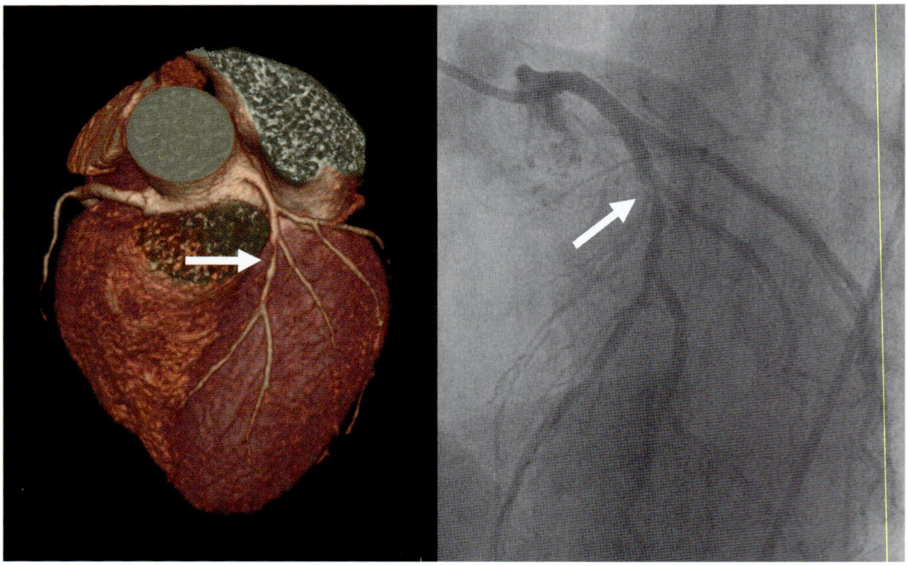

CT를 이용한 관상동맥 조영술(좌측)과 실제 관상동맥 조영술(우측)

자. 심도자 검사 및 심혈관 조영술

- 심장 질환의 정확한 진단 및 특수 치료를 위해 실시하는 정밀 검사입니다.
- 심장과 혈관 안에 가느다란 관 (카테터)을 손목이나 사타구니 혈관을 통해 집어넣고 압력이나 산소 포화도를 측정하는 방법을 심도자 검사라고 합니다. 또한 심장이나 혈관 내에 조영제라고 하는 특수한 약물을 주입하여, 심장이나 혈관의 구조적 이상이나 기능적 이상을 정밀 진단하는 방법을 심혈관 조영술이라 합니다.
- 가느다란 관은 국소 마취 하에 삽입하므로 국소 마취 시에만 약간의 통증이 있을 뿐 큰 불편은 없습니다.
- 심근증이나 심장 이식 환자의 경우는 심장 근육의 이상을 진단하고 치료에 대한 반응을 검사할 목적으로 심근 조직 검사를 같은 방법으로 시행하기도 합니다.
- 심도자 검사나 심혈관 조영술은 검사 목적에 따라 차이가 있으나 대개 30~60분 정도 소요됩니다.
- 손목 혈관이나 사타구니 혈관을 이용하여 시행한 경우에 당일 퇴원할 수도 있으나, 대부분 도관 삽입 부위의 완전한 지혈을 위해서 검사 다음 날 퇴원하는 것이 일반적입니다. 최근 전남

대학교병원에서는 1) 혈액 투석이 예상되는 만성 신장 질환자나 2) 요골동맥을 이용한 관상동맥 우회술을 계획한 환자의 심혈관 조영술 시 말초 요골 동맥 접근법을 적극 활용하여 사용 예정인 혈관 손상을 최소화하고 있습니다.

협심증이나 심근경색증의 진단을 받은 환자들은 심혈관 조영술을 시행하게 되며 중등도 이상의 심혈관 협착이 확인된 경우 관상동맥 중재술이나 관상동맥 우회술을 시행하게 됩니다.

관상동맥 조영술(冠狀動脈 造影術)이란?

관상동맥 조영술이란 조영제를 이용하여 심장 혈관을 촬영하는 방법을 말합니다. 심장에는 심장 자체에 혈액을 공급하기 위해 심장을 둘러싸고 있는 혈관이 있으며, 심장을 둘러싸는 모양이 왕관처럼 생겼다 하여 관상동맥(冠狀動脈) 이라 합니다. 이 관상동맥의 안쪽 벽에 지방 성분, 혈전 등이 축적되어 혈관이 막히는 동맥경화가 발생하거나 스트레스 등에 의해 혈관이 심하게 수축하면서 피의 흐름이 감소 되면 가슴에 통증을 유발합니다. 이를 확인하기 위해 혈관이 잘 보이도록 해주는 약물(조영제)을 가느다란 튜브(카테터)를 통하여 심장혈관에 주입하고 방사선 촬영을 통해 심장과 관상동맥을 촬영합니다. 이 관상동맥 조영술은 막힌 혈관의 부위와 심한 정도를 밝혀주는 중요한 방법이고 약물로 치료할 것인지 관상동맥 확장술을 받을 것인지 수술할 것인지 향후 치료방법을 결정하는 데에 결정적인 역할을 하는 검사입니다.

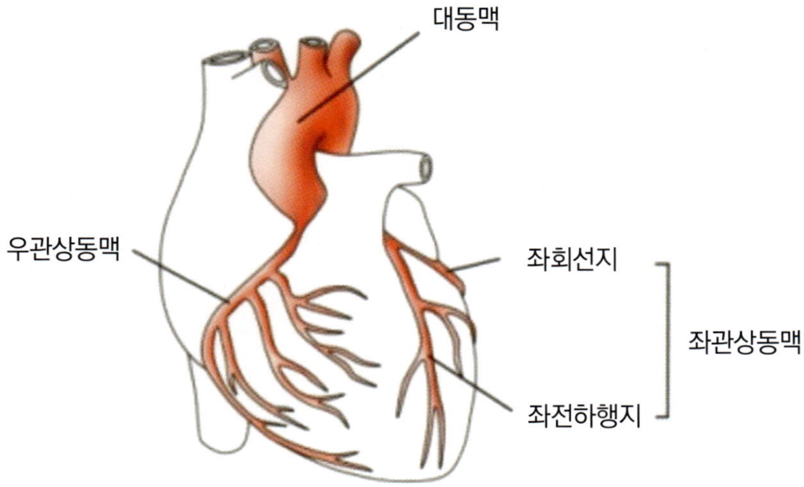

심장과 관상동맥

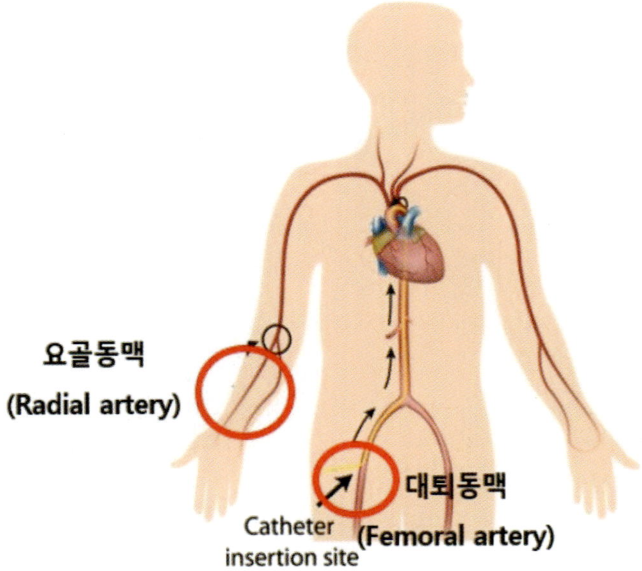

사타구니 동맥(대퇴동맥) 접근을 통한 관상동맥 조영술

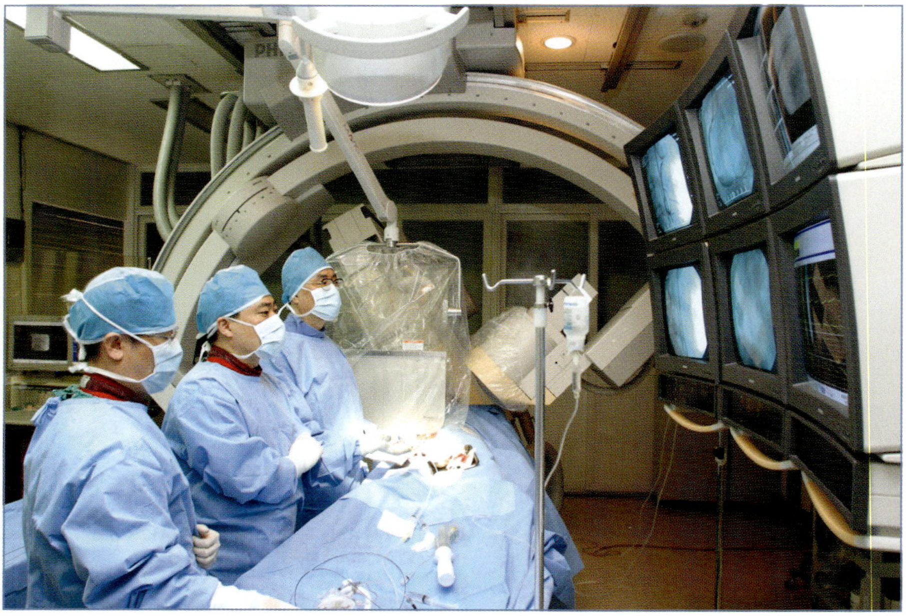

관상동맥 조영술 장면

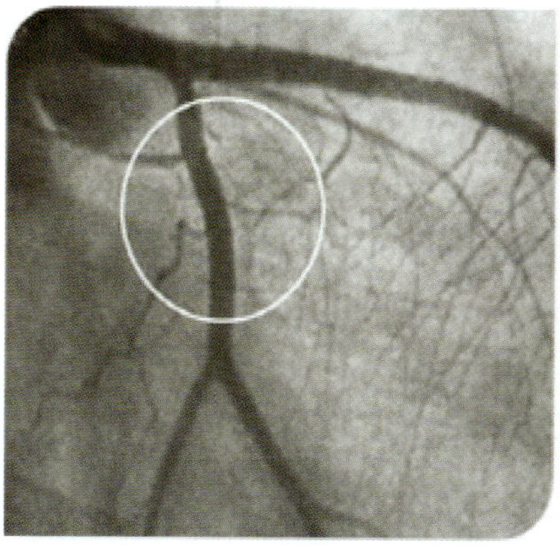

정상 혈관

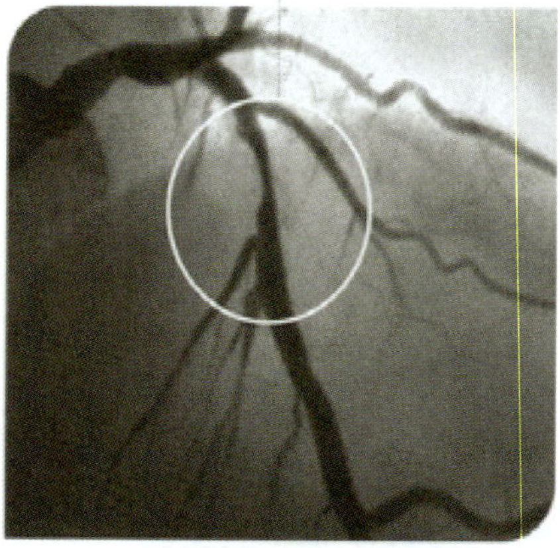

좁아진 혈관

관상동맥 조영술 검사 전에 약은 어떻게 복용합니까?

검사 전에는 음료수나 음식을 먹지 않는 것이 좋고 검사 전에 필요한 약물은 소량의 물과 함께 담당 의사나 간호사의 지시에 따라 복용하시는 것이 좋습니다. 평소의 약물은 그대로 복용하시고 당뇨병 환자는 인슐린이나 혈당 강하제를 검사 당일에는 사용하지 않아야 합니다.

심혈관 조영실로 출발 전에는 어떻게 합니까?

소변을 미리 보고 속옷을 벗고 환의만을 입으십시오. 안경은 그대로 써도 됩니다. 정맥 혈관 주사선과 소변을 보기에 편하도록 부착한 선을 주의하고 심혈관 조영실에 도착하여 불편한 점이 있으면 간호사나 의사에게 언제든지 문의하시기 바랍니다. 월경이 예상되는 여자 환자는 미리 병실 간호사에게 알려주시고 관상동맥 조영술 예약 날짜를 정하실 때 고려하십시오.

■ 검사는 다음과 같습니다.

심혈관 촬영실에 들어가면 혈관 촬영 검사를 받는 검사대 위로 옮기게 되고 방사선 기계가 돌아가며 심장과 관상동맥을 촬영하게 됩니다. 검사를 하는 의사는 수술복과 모자, 마스크를 하며 세균 감염을 예방하고 납으로 만든 옷을 입어 방사선에 대해 보호합니다. 환자가 받는 방사선 양은 크지 않으므로 안심해도 됩니다. 환자의 몸에는 심전도를 붙여 심장의 전기 활동을 관찰하고 혈관을 뚫을 부위인 팔목이나 사타구니에 소독을 하고 국소 마취제를 주사한 다음, 카테터를 넣게 되는데 처음에 국소 마취제를 맞으실 때만 치과 치료를 받으실 때와 비슷한 통증이 있고 곧 편안해집니다.

관상동맥 조영술은 의사가 방사선 기계로 카테터의 위치를 확인하면서 심장까지 위치시킨 다음 관상동맥에 조영제를 주입하면서 관상동맥을 촬영하게 되며 촬영 시에 잠시 동안 약간 몸이 뜨거워지는 느낌이 들 뿐, 아무런 이상을 느끼지 못합니다.

상황에 따라 숨을 들이쉬고 숨을 참으라고 하든지 기침을 하라고 말씀드릴 때는 의사의 지시에 따라 주시고 촬영 도중에 가슴이 아프거나 어떠한 불편한 점이 있을 경우에는 말씀하시면 곧 의료진이 조치를 취해드리니 걱정하지 않으셔도 됩니다.

시술이 끝나면 어떻게 됩니까?

의사가 카테터를 꺼낸 후에 혈관을 뚫었던 부위의 출혈을 방지하기 위해 눌러서 지혈을 시키고 소독을 해드립니다. 사타구니 혈관을 이용하여 조영술을 시행한 경우 혈관을 눌러서 지혈하는 기구나 모래 주머니를 약 2시간 가량 올려놓을 수도 있습니다. 간호사가 혈압과 맥박을 수시로 잴 것입니다. 이때 가슴에 통증이 있거나 불편한 점이 있으면 얘기하십시오. 관상동맥 조영술 후에는 조영제배출을 위해 가능하면 물을 많이 드시고 소변을 받아 양을 재십시오. 혈관을 뚫은 부위는 검사 후 6시간이 지나면 완전히 아물게 되어, 침대에서 내려와 가까운 화장실에 갈 수도 있습니다. 다만 가능하면 12시간 동안은 조심하고 혹시 혈관을 뚫은 부위에서 피가 나오면 손가락 3개로 즉시 누른 다음, 병실 간호사나 담당 의사에게 즉시 알려주십시오. 최근에는 환자분의 빠른 회복과 퇴원을 위해 대부분의 경우 팔목 혈관을 이용하여 관상동맥 중재술을 시행하고 있으며 이 경우 빠른 시간 내에 정상적인 활동을 시작할 수 있습니다.

관상동맥 조영술의 합병증은 어떠한 것이 있습니까?

관상동맥 조영술은 비교적 안전하고 별다른 불편함이 없는 검사입니다. 흔한 합병증으로는 혈관을 뚫었던 부위에 혈종(피멍)이 생길 수 있으나 수일이면 흡수되지만 고혈압 환자는 주의하여야 합니다.

혈관 촬영 중에 일시적으로 화끈한 기분과 함께 가슴이 아플 수도 있으니 의사나 간호사에게 알리면 됩니다. 혈관 촬영에 쓰이는 조영제에 의한 알레르기 반응으로 혈압이 떨어지거나 가려움증 및 호흡곤란 등이 발생할 수 있습니다.

환자가 알레르기 체질이면 담당의에게 꼭 알려주십시오.

매우 드물게 부정맥, 뇌경색증 및 뇌출혈, 동정맥류, 동맥류, 폐동맥 색전증, 정맥 혈전증 등의 합병증이 발생할 수 있고 이러한 경우는 심한 동맥경화증을 동반하고 있는 환자에게 주로 발생합니다. 전체 부작용의 발생 빈도는 0.1%~0.5% (1000명 중 1~5명) 정도입니다.

퇴원 시에 주의할 점은 무엇입니까?

관상동맥 조영술을 받으신 후에 외래로 통원 치료를 권장 받으신 환자들은 대부분 검사 다음 날 퇴원하게 됩니다. 처방 받은 약물을 확인하고 예약된 외래 날짜, 시간 및 담당 교수명을 확인해 주십시오.

귀가하신 후에도 3일간은 무거운 물건을 들거나 자전거 타기, 오랜 시간 동안 운전, 성행위 등을 가능하면 금하는 것이 좋습니다. 혈관을 뚫은 부위에 통증이 있거나, 빨갛게 달아오르거나 혈관을 뚫은 팔이나 다리가 차가워지고 파랗게 변하면 즉시 순환기내과 외래 또는 응급실로 오시기 바랍니다.

혈관을 뚫은 부위의 출혈에 대한 응급 조치는 손가락 3개를 이용하여 10분간 누르시면 지혈이 될 것입니다.

직장의 복귀는 대개 2~3일이면 가능하고 직업의 종류에 따라 약간의 차이는 있습니다.

입원은 언제 하며, 관상동맥 조영술 검사와 관상동맥 확장술의 비용은 얼마나 듭니까?

관상동맥 질환으로 관상동맥 조영술을 시행하기로 예약된 환자는 검사 하루 전에 입원해야 합니다. 예약 날짜를 기다리는 동안이라도 가슴 통증이 더 심해지거나, 통증 지속 시간이 길어지거나, 횟수가 많아지면 곧바로 응급실이나 외래로 와서 문의하여 주십시오. 검사 비용은 개인에 따라, 처치 내용에 따라 다릅니다.

관상동맥 질환으로 관상동맥 조영술만 시행한 후 다른 처치가 필요 없이 약물로 치료가 가능하고 보험 환자인 경우 평균적으로 70만원 정도의 비용이 필요합니다.

보통 관상동맥 조영술에서 관상동맥이 좁아지거나 막힌 병변 부위가 발견된 경우에는 시술 당일 순환기내과 교수들이 토의 후 담당의사를 통해 시술여부를 설명하고 관상동맥 확장술을 시행합니다.

응급 환자이거나 병변 부위가 짧고 치료하기 쉬운 경우에는 관상동맥 조영술 실시 직후에 관상동맥 확장술을 시행할 수 있으며, 시술 교수가 직접 환자 보호자에게 설명을 드린 후 동의를 구하고 실시합니다. 풍선도자를 이용한 관상동맥 확장술을 시행했을 경우 평균적으로 약 100~150만원 정도의 비용이 필요합니다.

관상동맥 확장술로 만족할 만한 결과를 얻지 못할 경우나 다시 좁아질 가능성이 높은 병변 부위에 대해서는 스텐트라고 하는 특수 금속으로 된 스프링 같은 것을 삽입 하게 되며, 스텐트 재료비가 약 200만원 정도이고, 그 외에도 혈관내 심초음파, 혈관내 광학단층 촬영, 죽상종 제거술, 혈관 내 도플러, 혈관 내 압력 측정 등과 같은 특수 검사 및 치료는 의료 보험 혜택이 되지 않아서 각 검사당 약 150~300만원 정도 추가될 수 있습니다. 스텐트 시술의 경우, 대한 순환기 학회에서 노력한 결과 일부 환자의 경우 1998년 9월 1일부터 의료 보험 혜택을 받을 수 있게 되어 있으며, 현재는 스텐트 개수로 인한 보험 적용의 제한은 없습니다. 저희 전남대병원 순환기 내과 의료진들은 모든 환자들이 의료 보험 혜택을 받을 수 있도록 노력하고 있으나, 부득이 의료 보험 혜택을 받지 못하게 되는 스텐트 시술 등에 대해서는 담당 교수나 담당 의사가 자세히 설명해 드리고 있습니다.

차. 심전기 생리 검사

- 심장의 전기 생리 검사(電氣生理檢査)는 심장에서 발생하는 부정맥의 원인과 발생 기전을 규명하고 가장 적절한 치료 방법을 찾기 위해 시행하는 검사입니다. 심도자 검사나 심혈관 조영술과 비슷한 방법으로 시행하는데, 이들과 다른 점은 속이 빈 관 대신에 전기를 보내고 탐지할 수 있는 전선과 같은 전극 도자를 사용한다는 점입니다.

- 전기 생리 검사는 심장내 주요 부위에 위치된 전극 도자를 통해서 심장에서 생성된 전기 자극의 생성 부위와 전달 과정을 파악하고, 심장에 가한 자극이나 약물에 대한 반응을 분석함으로써 부정맥의 원인과 발생 기전을 규명하고 가장 적절한 치료 방법을 찾는 것인데, 소요시간은 30~90분 정도 소요됩니다. 대개 검사 전날 입원하고 검사 다음 날 퇴원합니다.

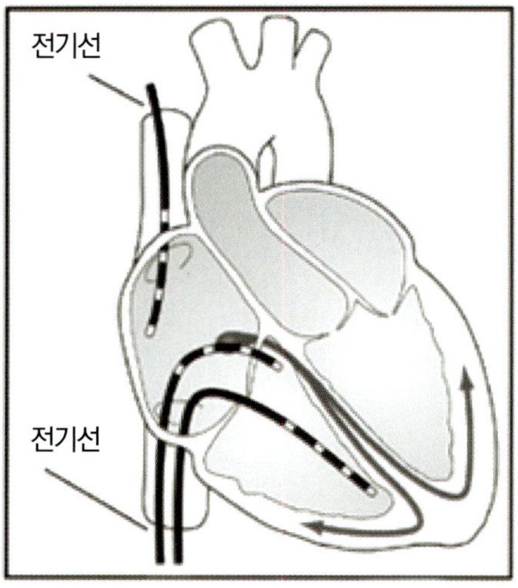

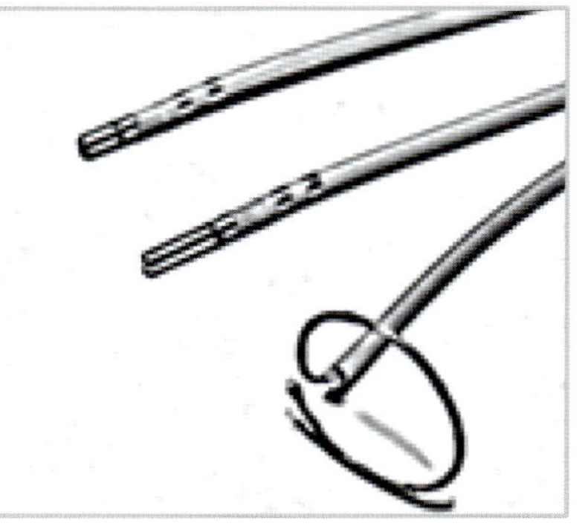

심전기 생리 검사. 심전기 생리 검사는 사타구니나 빗장뼈 아래에 있는 정맥과 동맥을 통해 가는 전기선을 심장 안에 삽입하고 전기선을 통해 심장에서 발생하는 전기를 기록하고 심장에 전기 자극을 가하여 반응을 분석함으로써 부정맥의 원인을 규명하는 검사입니다.

카. 기립 경사 검사

- 원인 불명의 실신(失神)의 원인을 규명하는 데 도움이 되는 검사입니다.

- 수평에서부터 90도까지 각도가 조절되는 검사대를 이용하여 교감 신경을 자극하여 실신의 유발 여부를 관찰함으로써, 실신의 원인을 규명하는 검사입니다.

- 환자를 경사 검사대 위에 눕혀 놓고 검사대를 70~80도로 세우고 혈압과 심장 박동 등의 변화와 실신의 유발 여부를 관찰하여 실신이 자율 신경계의 조절 이상에 의해서 초래되었는지를 확인하는 검사입니다.
- 공복상태에서 시행하고 30~60분 정도 소요됩니다.

타. 심장 핵의학(核醫學) 검사

- 관상동맥이 좁아진 경우에 방사성 동위 원소를 이용하여 관상동맥이 좁아진 부위와 피가 부족한 심근 범위를 쉽게 평가할 수 있습니다.
- 작은 주사기로 소량의 방사성 동위 원소(放射性 同位元素)를 주사 받은 후 누워서 감마 카메라로 찍습니다.
- 검사는 공복 상태에서 시행하고 검사 시간은 약 2~4시간 정도 소요됩니다.

Chapter 4 심장병 치료술

가. 관상동맥 질환에 대한 치료술

가슴에 통증 때문에 입원한 환자 중 약물에 반응하지 않는 협심증이나 심장 손상이 크고 피가 잘 통하지 않는 심근경색증 환자들에게 실시하며, 심장 혈관이 75% 이상 막힌 경우에 혈관을 넓히는 시술을 합니다. 순환기 내과 전체 입원 환자의 80%에서 관상동맥 질환에 대한 시술이 이루어지고 있습니다. 관상동맥 중재술의 방법에는 크게 다음과 같은 방법들이 있으며, 관상동맥 중재술 편에서 각각 자세히 설명 드리겠습니다. 관상동맥 중재술이 어려운 환자나 여러 관상동맥이 좁아지거나 막힌 경우에는 흉부외과에서 관상동맥 우회술을 실시합니다.

1. 관상동맥 풍선 확장술 : 관상동맥이 좁아진 부위를 매끄럽고 부드러운 풍선을 이용하여 높은 압력을 주어 넓히는 방법

2. 관상동맥 스텐트 확장술 : 풍선으로 넓힌 후에 스텐트라고 하는 금속 망을 이용하여 튼튼하게 넓히는 방법

3. 관상동맥 죽상종 확장술 : 다이아몬드 구슬이나 칼날을 이용하여 관상동맥 내에 생긴 죽상종을 깎아 내는 방법

4. 관상동맥 우회술 : 관상동맥 중재술이 어렵거나 여러 개의 혈관이 막힌 경우에 흉부외과에서 실시

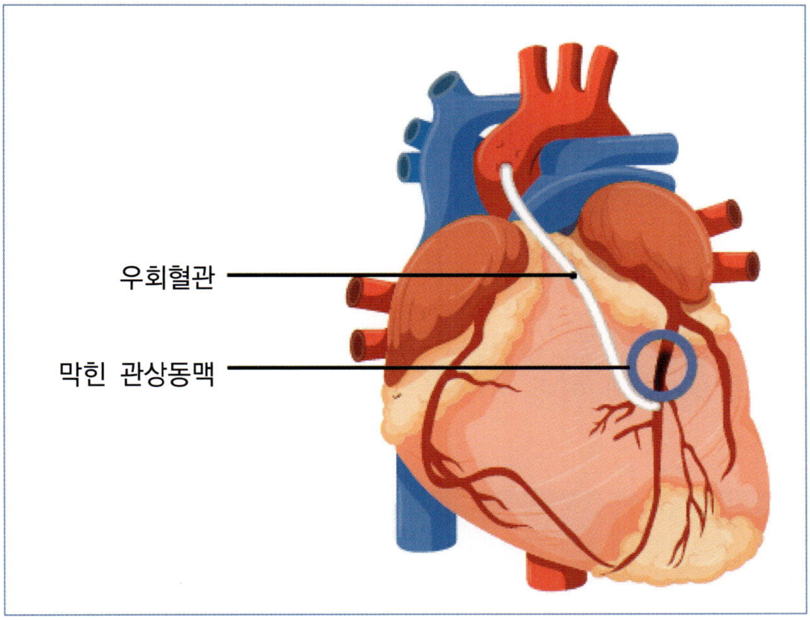

관상동맥 중재술이란?

- 막힌 관상동맥을 뚫는 시술을 말하며, 팔이나 다리의 혈관을 통하여 심장까지 들어간 다음, 가슴에 흉터를 남기지 않고 막히거나 좁아진 심장 혈관을 효과적으로 치료할 수 있는 시술 방법입니다.

- 관상동맥 중재술은 치료 기간이 짧고 성공률이 높으며 비용이 적게 듭니다. 2020년도 성공률은 4688건에서 시술하여 99.2%이었습니다.

- 전남대학교병원 순환기내과에서는 새로운 관상동맥 중재술 방법 및 풍선 도자나 스텐트 등을 1996년도에 국내 최초로 동물 심도자실을 설립하여 동물 실험과 임상 연구를 통하여 계속 연구 개발 중입니다. 2006년 동물 심도자 실험 1,000례, 2014년 2,000례에 이어 2018년도에는 3,000례를 달성하였습니다.

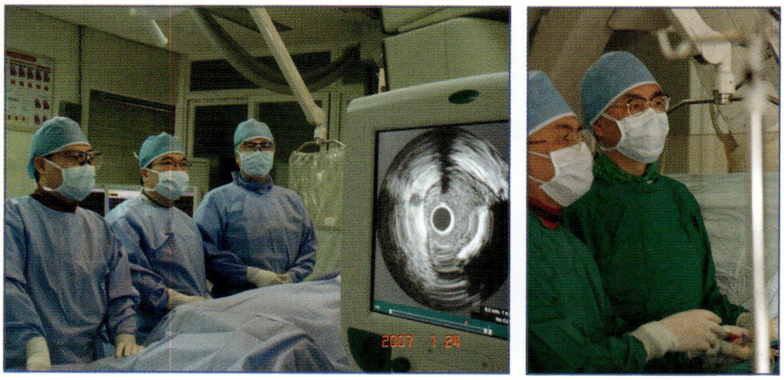

심도자실에서 시행하는 관상동맥조영술 시술 장면

관상동맥 풍선 확장술이란?

이 과정의 목적은 막혀 있는 동맥을 뚫어주는 것입니다. 때로 PTCA (percutaneous transluminal coronary angioplasty)라고 불리는 이 과정은 X레이실과 수술실의 중간 형태인 심혈관 조영실 (心血管 造影室, cardiac catheterization lab)에서 부분 마취 상태 하에 진행됩니다. 먼저 사타구니나 팔에 작은 구멍을 내고 여기에 막대 모양의 받침대를 삽입합니다. 그리고 이 받침대를 통해 혈관 속으로 '도자 (catheter, 導子)'라고 불리는 튜브를 밀어 넣습니다. 도자를 통해 혈관 조영제를 주입해서 의사가 TV 스크린이 딸린 X레이 기기인 형광 투시 장치로 관상동맥을 볼 수 있게 합니다. 관상동맥과 혈관의 막힌 부분을 볼 수 있게 된 상태에서 와이어와 끝에 작은 풍선이 달린 제2의 도자를 받침대 속으로 밀어 넣습니다. 의사는 형광 투시 장치를 통하여 이 도자의 움직임을 조심스럽게 관찰을 하면서 막혀 있는 관상동맥까지 이를 도달시킵니다. 이 도자를 막힌 혈관 부분에 고정시켜두고 풍선을 부풀려 지방 축적 분을 혈관 벽에 압착시킵니다. 이 방법을 통해 혈관 통행로가 넓어지고 혈액 순환은 원활해집니다.

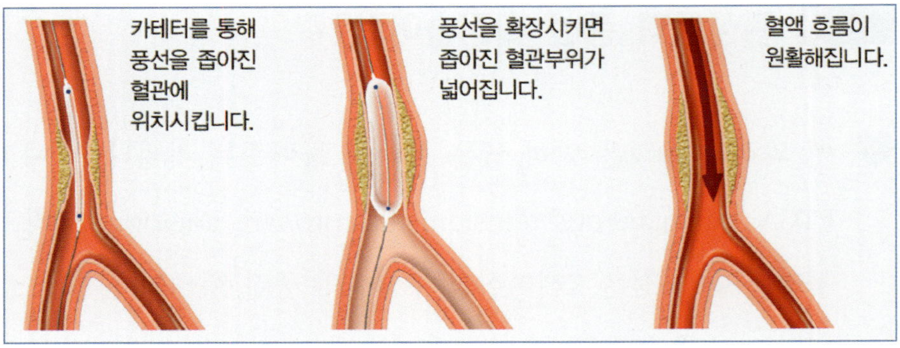

관상동맥 스텐트 시술이란?

관상동맥 풍선 확장술과 비슷한 방법으로 시술하며, 특수 금속으로 된, 스프링처럼 생긴 스텐트로 혈관을 더욱 튼튼히 넓히는 방법입니다. 이러한 스텐트는 강하면서도 혈전이 생기지 않도록 매끄럽게 처리합니다.

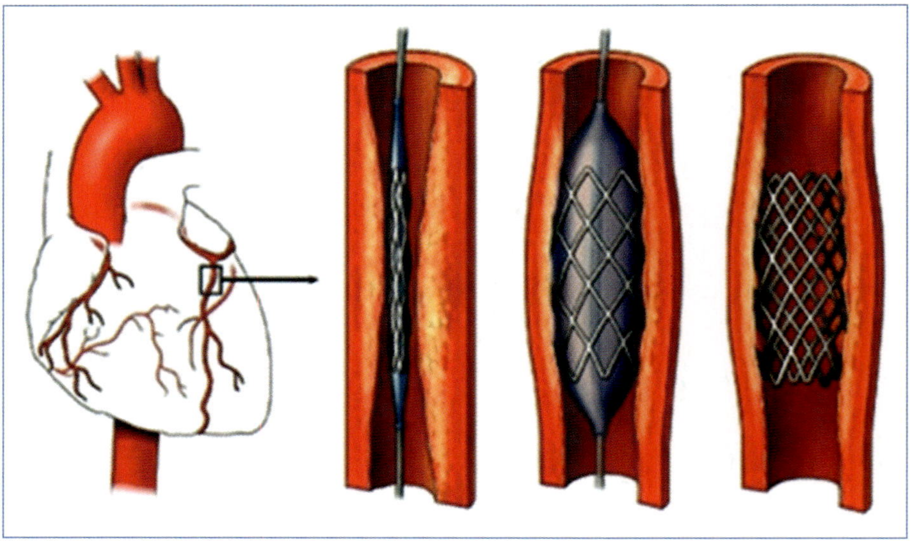

전남대학교 병원에서는 한국 심혈관계 스텐트 연구소를 설립하여 동물 및 임상 실험을 통하여 국산 스텐트 및 새로운 약물 부착 스텐트를 개발하기 위해 노력하고 있습니다.

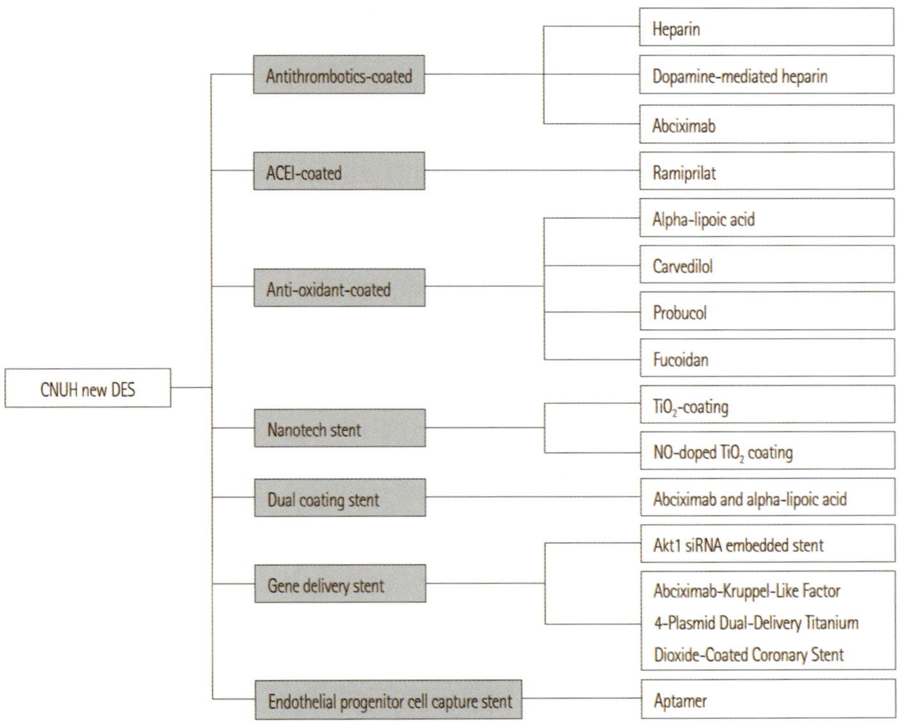

전남대병원 순환기내과에서 연구-개발한 약물 용출 스텐트 종류

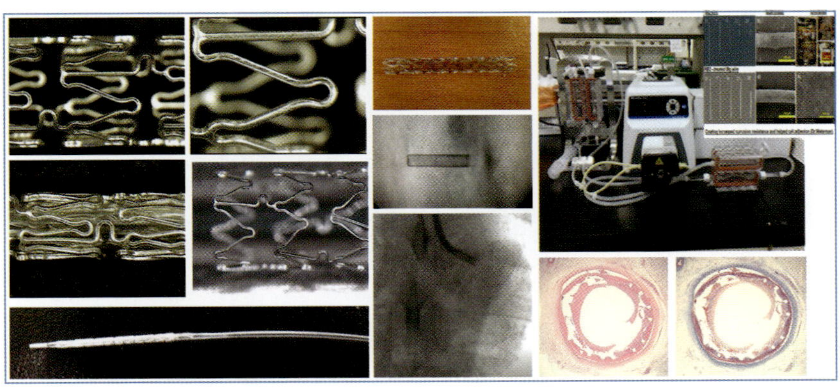

■ 스텐트 시술과정

❶ 풍선으로 넓혀 놓은 혈관은 다시 좁아질 수 있고 동맥 내의 지방분은 시간이 지남에 따라 다시 쌓일 가능성이 높습니다. 이렇게 혈관이 다시 좁아져서 재발하는 경우를 재협착 (再狹窄)이라고 하며, 이러한 재발을 막기 위해 담당 의사는 관상동맥 속에 스텐트의 삽입을 권할 수가 있습니다. 스텐트는 풍선으로 혈관을 확장하고 난 직후에 삽입되는 경우가 많습니다.

❷ 스텐트는 주로 코발트, 크롬 등 금속으로 제작된 격자 모양의 작은 튜브로서 풍선이 달린 카테터를 통해 관상동맥 내에 삽입됩니다.

❸ 의사는 막힌 혈관 속으로 카테터를 조심스럽게 밀어 넣은 뒤 풍선을 부풀립니다. 이를 통해 스텐트는 확장되어 혈관 벽에 압력을 가하게 됩니다.

❹ 풍선에서 공기를 빼내고 카테터를 제거한 뒤에도 스텐트는 막힌 혈관이 있던 자리에 그대로 머물게 됩니다. 이 스텐트는 혈관을 넓혀주는 역할을 하며 혈액 순환을 원활하게 하여 관상동맥 질환의 재발 가능성을 많은 예에서 줄여줍니다.

❺ 초창기에는 금속으로만 된 스텐트를 삽입하였으나 재협착

의 빈도가 높아 이후 스텐트에 재협착을 억제하는 약물을 코팅한 스텐트가 개발되었습니다 (DES : Drug eluting stent). 최근에는 재협착과 스텐트내 혈전을 예방하기 위해 일정 시간 후 저절로 혈관 안에서 녹아 없어지는 스텐트 (BVS : Bioresorbable vascular scaffold)가 개발되어 재협착의 빈도나 스텐트내 혈전의 빈도를 줄이기 위해 연구되고 있습니다. 특히, 전남대병원에서는 이러한 스텐트의 국산화에 (Tiger® 스텐트) 성공하여 많은 환자들이 값싸고 우수한 스텐트의 혜택을 보고 있습니다.

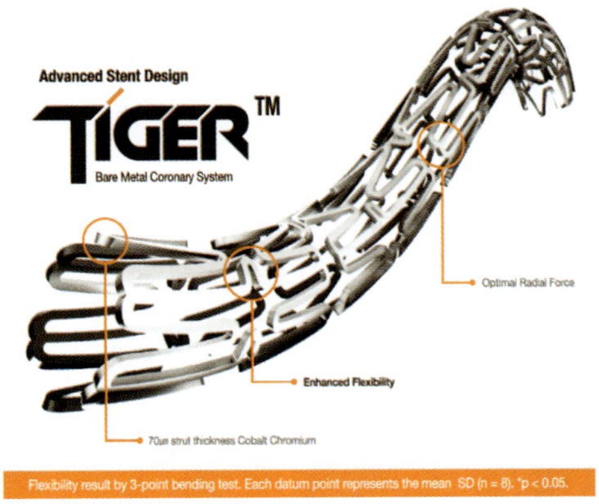

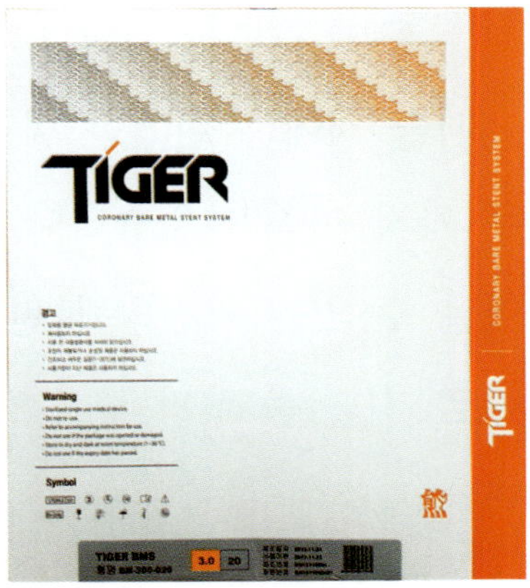

■ 시술 전 준비 사항

시술하기 며칠 전부터 다음의 사항을 반드시 지켜야 합니다.

- 처방 받은 약을 모두 복용하십시오.

- 처방 받은 약 이외에 복용하는 약이 있으면 의사에게 반드시 알립니다.
- 어떠한 이유에서든 아스피린을 복용할 수 없다면 의사에게 알리십시오.
- 자신의 알레르기 증세를 의사가 알고 있는지 확인하십시오.
- 시술 전날 밤 늦게부터, 음식이나 음료수 섭취를 삼가십시오.
- 담당 의사나 간호사가 지시한 준수 사항을 지키도록 하십시오.

■ 시술하는 중 주의사항

시술 시에는 완전한 마취 상태를 요하지는 않습니다. 여기에는 두 가지 이유가 있습니다. 첫째로, 대부분 환자들이 시술 중에 일어날 수 있는 약간의 불편함을 잘 참아낼 수 있기 때문입니다. 둘째로, 시술 중 형광 투시 장치의 화질을 좋게 하기 위해서 X레이를 찍는 도중에 환자에게 숨을 깊게 내쉬라고 하거나 약간 움직이거나 기침을 하라고 요청해야 할 경우가 있기 때문입니다.

심혈관 조영실에 들어가면 환자는 X선 테이블 위에 눕고 살균 처리된 시트로 덮여집니다. 혈관을 뚫는 부위는 특수 용액으로 닦은 뒤 부분 마취가 행해집니다. 그 다음의 시술 과정에 대해선 앞의 내용에 상세하게 설명되어 있는 바와 같습니다. 이 과정은 보통 90분 가량 걸리며 그 동안 환자는 가능하면 움직이지 않는 자세로 누워 있어야 합니다. 시술이 진행되는 동안 환자는 대체로 편안하게 있을 수 있지만 풍선이 부풀려질 때 약간의 압박감이나 가슴에 통증을 느낄 수도 있습니다. 이는 정상적인 것이며 풍선을 작게 만들면 곧 통증이 사라질 것입니다.

■ 빠른 회복을 하려면

시술 직후에 환자는 병실로 옮겨져 심장 박동과 혈압, 수술 부위의 이상 유무를 정밀하게 검사를 받습니다. 스텐트를 삽입하는 동안 환자는 혈액 응고 방지제 주사를 맞습니다. 이 주사의 효력이 완전히 없어지려면 약 6시간 정도가 소요됩니다.

6시간정도 지나면, 사타구니 부위나 팔목으로 삽입되었던 받침대가 제거되고 구멍을 냈던 부위는 출혈이 멈출 때까지 압력을 가한 후 끝냅니다. 체내에 남아있는 조영제를 가능한 한 빨리 배출시키기 위해 환자에게 많은 양의 물이나 음료를 섭취하도록 합니다. 서혜부에 구멍을 냈던 자리가 있다면 수술 후 약 6시간동안 다리를 똑바로 펴고 상처난 부위가 움직이지 않도록 침대에 누워 있어야 합니다.

그 다음날 환자는 일어나서 가볍게 걸을 수 있으며 담당 의사의 소견에 따라 차츰 활동을 넓혀나가도록 해야 합니다. 환자는 보통 특별한 합병증이 없으면, 스텐트 시술 후 하루 또는 이틀간 병원에 입원한 뒤 퇴원할 수 있으며 이후에는 통원 치료를 받게 됩니다.

퇴원 후 불편함을 느끼거나 통증, 출혈이 있을 경우 즉시 담당 의사 또는 병원으로 연락을 취해야 합니다.

■ 정상적인 생활로 복귀

퇴원 후 약 2주만에 순환기 내과 외래에 와서 검진을 받고 이상이 없으면 한 달에 한 번씩 오면 됩니다. 혹시 통증이 다시 생기거나 숨이 가쁜 경우에는 즉시 순환기 내과로 오거나 응급실로 오기 바랍니다.

현재 전 세계적으로 관상동맥 확장술 후 재발은 30~50%, 스텐트 시술 후 재발률은 10~20% 정도이며, 최근에는 약물 부착 스텐트의 도입으로 재협착의 빈도를 10% 이하로 줄일 수 있게 되었습니다. 세 번 이상 재발하는 예는 전체 환자의 3% 정도입니다.

이 밖에도 수술 후 건강 상태를 점검하는 심초음파도, 운동 부하 검사, 심장 핵의학 검사 등의 정기 검사가 있으며, 이 검사들을 거르는 일없이 반드시 받는 경우, 질환의 재발을 조기에 진단할 수 있습니다. 건강의 조속한 회복을 위해 담당 의사는 치료제를 처방합니다. 이 처방전에 따른 약의 복용은 아주 중요합니다. 담당 의사의 복용 중지 지시가 있을 때까지 처방전대로 계속 약을 복용하십시오. 건강한 생활 습관에 익숙해지면 곧 수술 전의 상태로 돌아갈 수 있게 될 것입니다. 스텐트 삽입 시술을 했다 하더라도 활동하는데 있어 아무런 불편이 없지만 격렬한 운동을 해야 할 경우에는 반드시 담당 의사의 조언을 받아야 합니다. 다른 의사의 치료를 받아야 할 경우엔 관상동맥 속에 스텐트를 삽입했음을 밝히십시오. 스텐트 시술 후 6개월 만에 재촬영하여 별다른 이상이 없고 고혈압, 당뇨병, 흡연, 이상지질혈증과 같은 위험인자가 없으면 약을 끊을 수 있습니다.

1. 고기는 절대 먹어서는 안 됩니까?

그렇지 않습니다. 고기는 몸에 꼭 필요한 단백질이므로 드시고 기름을 빼고 살만 드시면 됩니다. 껍질, 내장 등과 같은 고소한 부위는 기름기가 많은 부위로 심장병 환자들에게 해롭습니다. 뿐만 아니라 우리 나라 사람들이 좋아하는 뼈를 고아서 만든 사골 국물도 해롭기 때문에 주의해야 합니다.

2. 술은 어떻습니까?

술을 마시게 되면 심장에 부담이 됩니다. 가능하면 들지 않는 것이 좋습니다만, 평소 술을 즐기던 분은 하루에 소주 한잔 정도나 포도주 두잔 정도의 반주가 좋습니다.

3. 담배는 어떻습니까?

담배는 혈관을 수축시키고 심장을 불규칙하게 뛰게 만드는 부정맥을 유발하고 피가 뭉치는 혈전을 유발하므로 꼭 끊으셔야 합니다. 담배는 동맥경화증의 유발 원인중 대표적인 원인이며, 돌연사의 중요한 원인이 되기도 하므로 본인이 노력하여 반드시 끊는 것이 좋습니다.

4. 운동은 어떻습니까?

규칙적인 가벼운 운동으로 시작하셔서 땀이 약간 날 정도의 달리기를 하시면 좋습니다. 맨손 체조, 수영, 테니스 등도 좋습니다. 등산을 하실 때는 혀 밑에 넣는 니트로글리세린이나 입안에 뿌리는 아이소켓 등을 꼭 지니고 무리한 산행은 피하십시오.

5. 성생활은 어떻습니까?

심근경색증 환자의 경우에 심장이 완전히 회복되는 데까지 약 2개월이 걸립니다. 따라서 정상적인 성생활은 2개월 이후에 하는 것이 안전하지만 별다른 합병증이 없는 경우에는 2주 후에는 배우자가 적극적인 자세를 취하거나 편한 방법의 성생활은 괜찮습니다.

동맥경화 죽상종 제거술이란?

- 동맥경화증으로 인한 병든 혈관(동맥경화 죽상종: 動脈硬化竹狀腫)을 매우 정교하고 작게 만든 특수한 칼이나 다이아몬드 구슬을 빠른 속도로 돌려서 깎아 내는 방법입니다. 일반적인 풍선 확장술이나 스텐트 삽입술 등에 비하여 시술 시간이 오래 걸리고 혈관 천공 등 합병증의 발생 가능성도 상대적으로 높아, 동맥경화증이 너무 심하여 풍선 등으로 확장시킬 수 없는 경우에만 제한적으로 사용됩니다.

심혈관내 초음파란?

심장 혈관인 관상동맥 내부를 들여 다 볼 수 있는 혈관내 초음파로서, 혈관 내부의 형태뿐만 아니라 혈관 벽의 구조를 3차원적으로도 파악할 수 있어서 관상동맥 중재술을 시술 받는 환자의 진단과 치료에 매우 유용하게 쓰입니다.

체외막 산소 공급장치(ECMO, 에크모)란?

승압제에 반응하지 않는 심근경색증에 의한 중증 심인성 쇼크 환자에게 부착하여 순환기 기능을 보조합니다. 최근 전남대학교 순환기내과에서는 체외막 산소 공급장치를 적극적으로 활용하여 좋은 결과를 보이고 있습니다.

관상동맥 중재술의 성공률은?

2020년도에 전남대학교 병원에서 관상동맥 중재술을 시술 받은 4,688건의 성공률은 99.2%이며, 이는 국내에서도 최고이며, 세계적인 수준입니다.

증례

관상동맥의 가장 중요한 부위인 좌전하행지 시작 부위가 심하게 좁아진 63세 협심증 환자를 스텐트를 이용하여 성공적으로 치료한 환자로서 시술 6개월 후에 관상동맥 조영술과 관상동맥내 심초음파를 재시행한 결과 상태가 매우 좋았던 환자임.

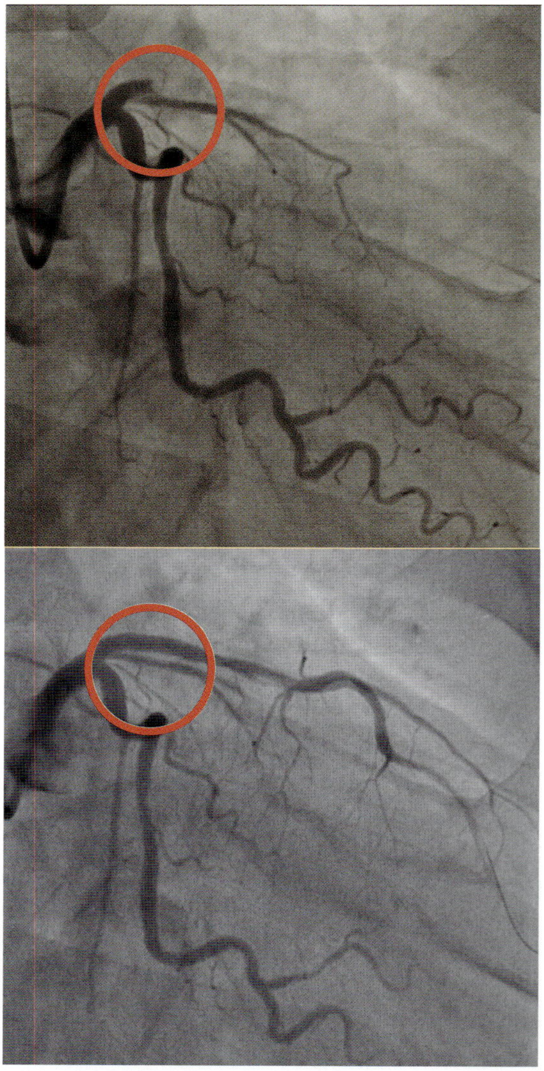

나. 심장 판막 질환에 대한 시술

1. 풍선 판막 확장술

풍선을 이용하여 좁아진 판막을 넓히는 방법

2. 판막 이식술 (인공판막, 조직판막, 자가판막)

심장 판막이 심하게 상한 경우에 판막을 이식하고 금속으로 된 판막을 넣거나 소나 돼지의 심낭 조직으로 판막을 만들어 넣는 조직 판막도 많이 이용됩니다.

다. 선천성 심장병에 대한 시술

1. 심도자법을 이용하여 심장 내 구멍이나 불필요한 혈관을 막는 방법

특수 합금을 함유한 기구나 섬유조각 및 금속 코일 등을 이용하여 심방이나 심실에 뚫린 구멍이나 대동맥과 폐동맥이 연결된 부위(대동맥관 개존증)를 폐쇄시키는 것입니다.

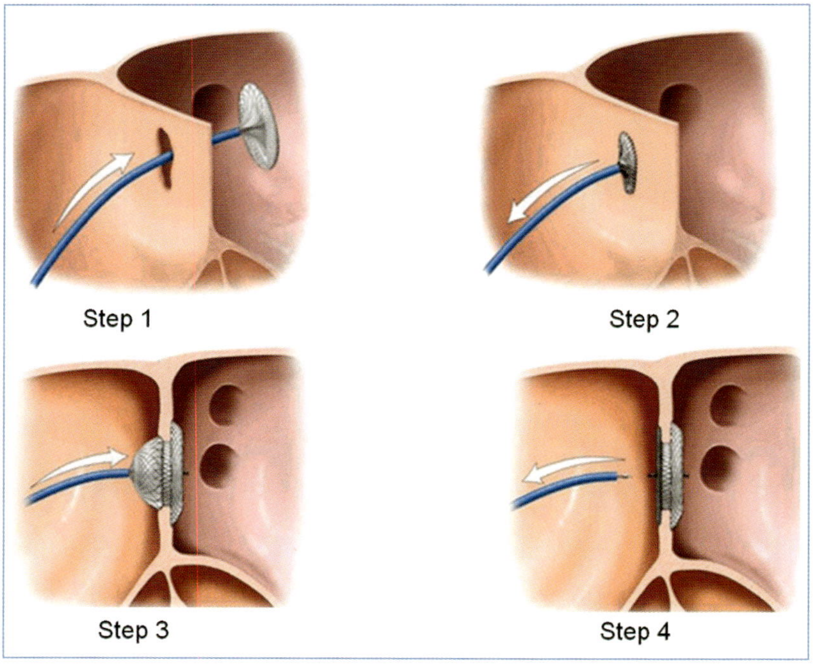

심방 중격 결손을 심도자법으로 치료하는 방법

2. 수술 : 심도자법으로 치료하기 곤란한 심장병은 수술로 치료합니다.

라. 부정맥에 대한 시술

1. 인공 심박 조율기 이식술

- 인공 심박 조율기란 심장에서 전기 자극을 잘 못 만들어 내거나 잘 전달되지 않아서 맥박이 매우 느려진 서맥증 환자에 대하여 심장이 정상적으로 뛰도록 해주는 기계 장치입니다.

- 인공 심박 조율기에는 기계 장치를 신체 외부에 임시적으로 장착하여 맥박이 정상적으로 뛰도록 해주는 임시형 인공 심박 조율기와 영구적으로 살 속에 묻어두는 영구형 인공 심박 조율기가 있습니다.

- 임시형 인공 심박 조율기는 서맥이 일시적으로 발생하였다 회복될 가능성이 많은 경우나 영구형 인공 심박 조율기를 이식하기 전 기다리는 동안에 시술합니다. 수술은 국소 마취 하에서 시행하고 임시형의 경우에는 사타구니 정맥이나 쇄골하정맥을 이용하고 소요 시간은 10~20분 정도입니다.

- 영구형의 경우에는 왼쪽 쇄골 밑에 3~4cm정도 피부를 절개하여 피하 조직에 심박 조율기를 삽입하는데 40~90분 정도 소요됩니다. 영구형 인공 심박 조율기의 수명은 기종이나 환자 개개인의 요구에 따라 다르나 보통 10~15년 정도 됩니다. 영구형 심박 조율기 수술 후 3일째에 퇴원이 가능합니다. 실(수술 봉합사)은 보통 7일 후에 빼냅니다.

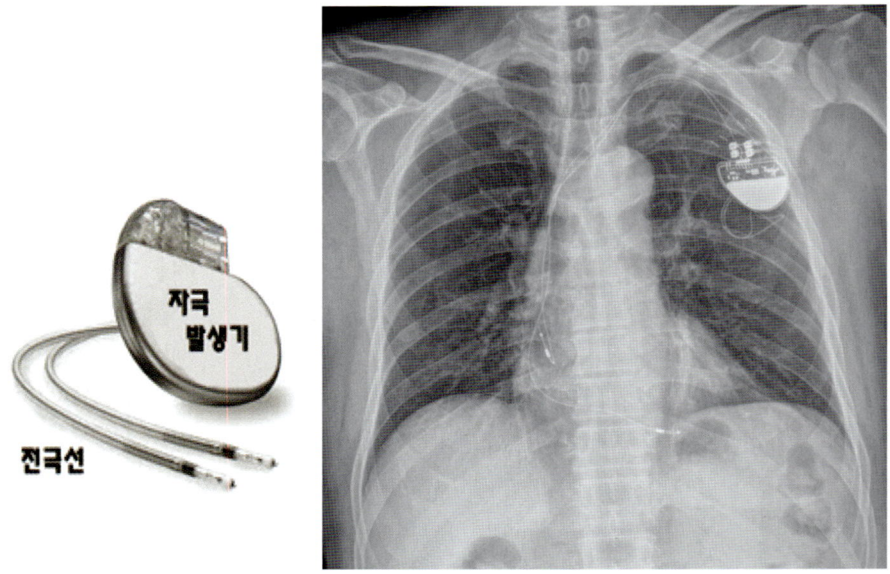

영구형 인공 심박동기 및 시술 환자의 흉부 방사선 사진

2. 자동 심실 제세동기 이식술

- 돌연사 또는 급사는 대부분 심실 빈맥이나 심실 세동에 의해서 발생하는데, 자동 심실 제세동기는 이와 같은 악성 부정맥이 발생했을 경우 이를 감지하여 심장에 전기 자극이나 충격을 가하여 이들 부정맥을 즉각적으로 중지시키는 장치입니다.
- 인공 심박 조율기에 비해서 크기는 약간 크지만 수술 방법은 같고 시술 시간은 90~120분 정도입니다. 자동 심실 제세동기의 수명은 기종과 환자의 상태에 따라 차이가 많으나 통상 2~5년 정도입니다.

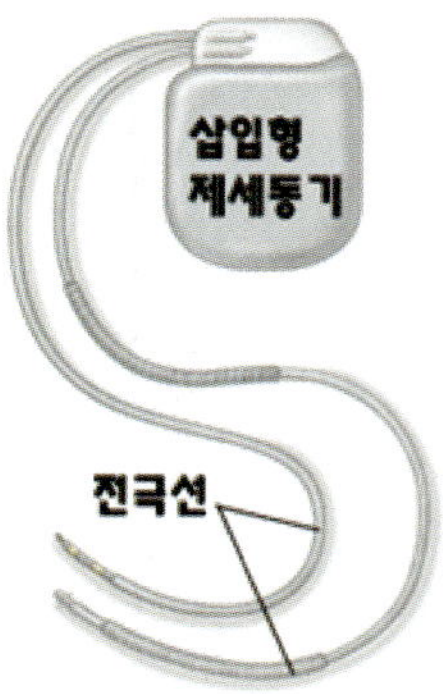

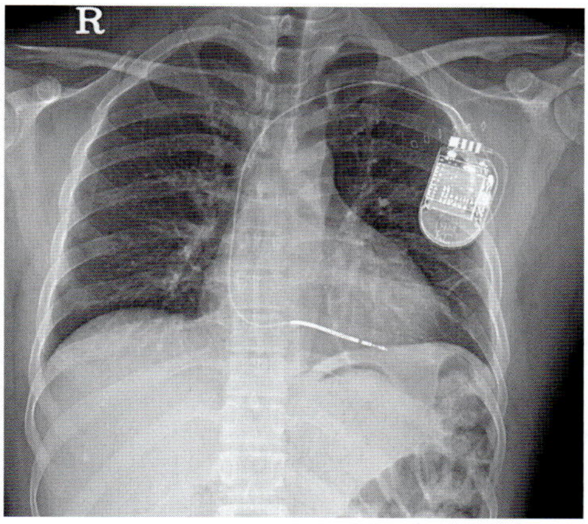

자동 심실 제세동기 시술 환자의 흉부 방사선 사진

3. 전극 도자 절제술

전극 도자 절제술은 심장 전기 생리검사를 이용하여 부정맥의 원인이 되는 조직을 찾아서 그곳에 고주파를 방출하여 원인 조직을 파괴함으로써 부정맥을 근본적으로 완치시키는 치료 방법입니다.

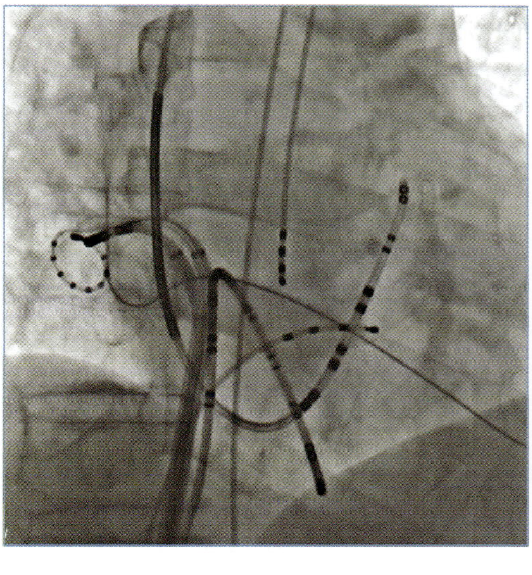

심전기 생리 검사 및 전극 도자 절제술

만성적으로 재발하는 빈맥의 대부분은 이와 같은 치료 방법을 통해 완치될 수 있습니다. 전극 도자 절제술은 매우 안전하고 빈맥의 종류에 따라 성공률에 차이가 있으나, 심실 상성 빈맥 등의 경우에 성공률은 95%이상이고, 심방 세동의 경우에는 상대적으로 조금 낮습니다. 시술 시간은 전기 생리 검사를 포함하여 90~120분 정도입니다. 일반적으로 시술 전날 입원하고 시술 다음날 퇴원하고 시술 다음날부터는 일상 생활이 가능합니다.

근래에는 최신 장비를 사용하여 환자분의 부정맥을 찾아내고 진단할 수 있습니다. 이 장비는 환자의 심장 구조를 컴퓨터에 3차원적으로 복제하여 부정맥이 유발되는 부위와 통로를 검사하게 됩니다. 기존의 형광 투시법 검사 (X-ray)를 사용하지 않고도 심장 내에서 전극 도자 (Catheter)가 어디에 위치하고 있는지, 어디에서 움직이고 있는지를 볼 수 있습니다. 이처럼 새로운 장비는 환자분들에게 최상의 치료를 할 수 있도록 도움을 줍니다.

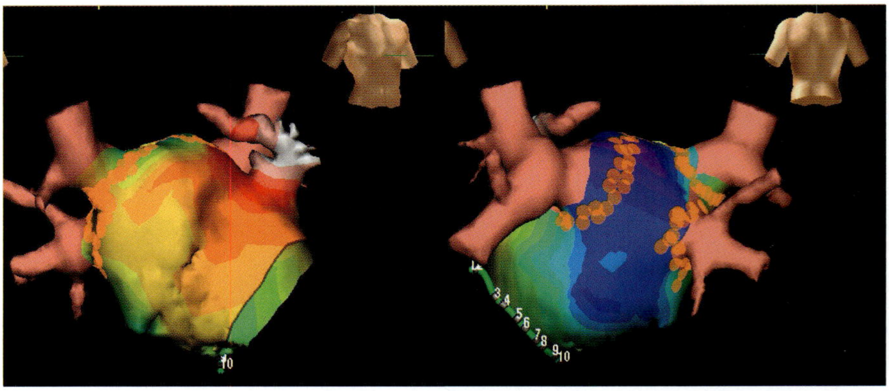

3차원 전기 지도를 이용하여 부정맥 치료중인 사진

4. 수술

- 부정맥의 원인 조직을 수술 칼로 자르거나 냉동 소작하여 전극 도자 절제술과 같이 빈맥을 완치시키는 방법입니다.
- 수술로 치료 가능한 빈맥은 전극 도자 절제술로도 가능하므로 동반된 심장병 때문에 개심술이 필요한 경우를 제외하고는 잘 이용되지 않고 있습니다.

마. 대동맥 질환의 혈관 내 치료

1. 혈관내 치료방법

- 혈관내 치료 방법이란 몸 안의 주요 대혈관을 통해 병변 부위에 접근하여 풍선이나 스텐트 등을 이용하여 치료할 수 있는 방법입니다.

- 전남대병원 순환기내과에서는 수술을 시행하기 어렵거나 시행할 수 없는 환자에서 파열의 위험이 있는 대동맥류나 대동맥 박리증에 대해 혈관내 치료를 시행하고 있습니다.

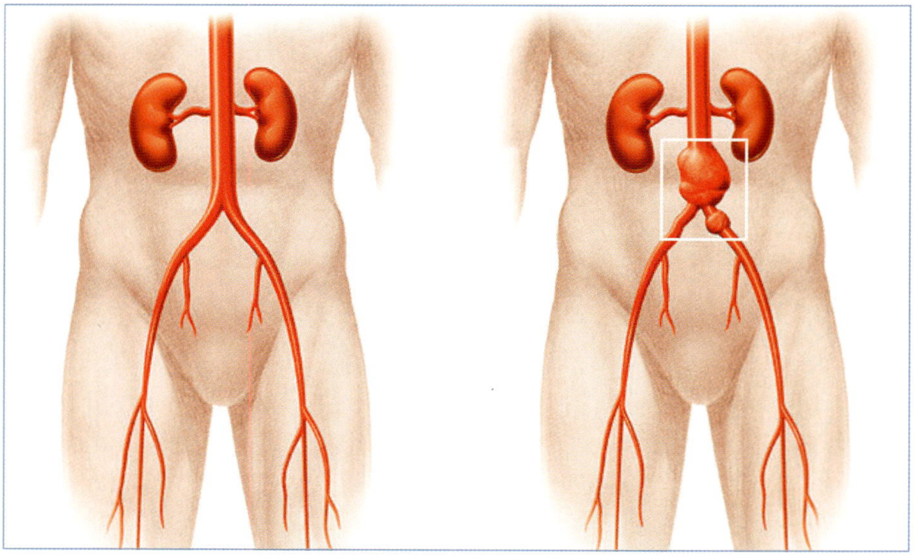

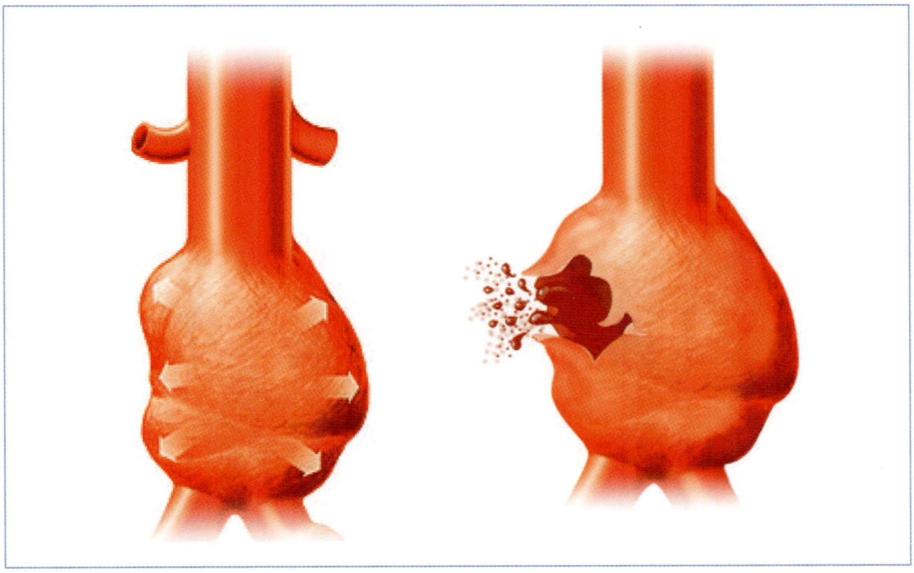

대동맥류의 파열

- 혈관내 치료 방법은 수술적인 교정법에 비해 수술 이환률이 낮으며 입원 기간이 짧은 장점이 있습니다.

2. 대동맥류에 대한 혈관내 치료방법

- 복부 대동맥류에 대한 치료는 과거에 일반적으로 시행하던 수술적인 방법 (혈관 치환술)이 있으며, 이는 혈관 내 치료 방법에 비해 재시술을 받는 비율이 낮긴 하지만 치료 결과 및 환자들의 삶의 질에는 차이가 없습니다. 오히려 혈관 내 치료를 시행하는 경우에 중환자실과 병원 입원 기간이 단축되며 치료 전후에 출혈 합병증이 적습니다.

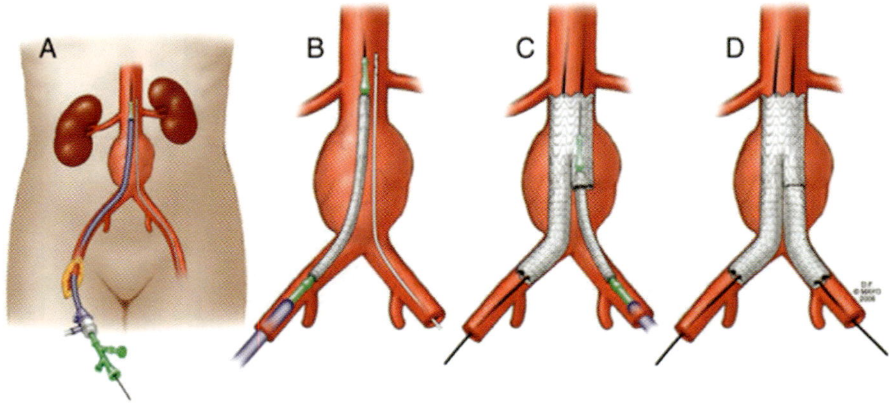

시술은 대개 전신 마취 하에 시행되며 경험이 풍부한 순환기 내과 의료진과 마취과 의료진의 협진 하에 시행되므로 시술시 합병증 발생률은 낮습니다.

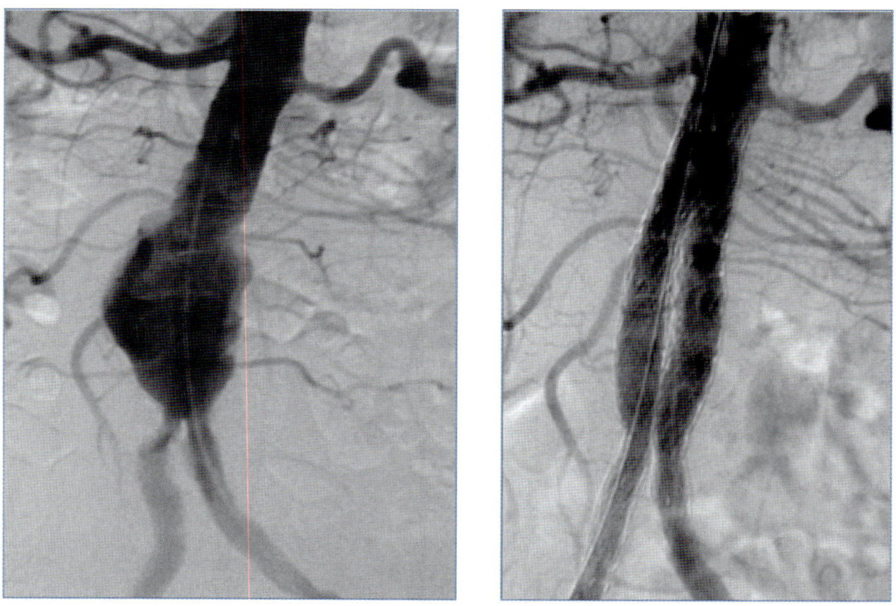

복부 대동맥류의 시술 전(좌)과 후(우)의 혈관 조영술

최근에는 복부 대동맥류에 비해 위험도가 더 높은 것으로 알려진 흉부 대동맥류나 대동맥 박리에 대해서도 혈관 내 치료 방법 또는 하이브리드 방법 (최소한의 수술 + 혈관 내 치료 방법을 병행)으로 치료하여 좋은 치료 성과를 내고 있습니다.

바. 심부전의 치료 : 심장 재동기화 치료

1. 심장 재동기화 치료란?

- 심장이 제대로 혈액을 뿜어내려면 좌/우심실이 동시에 수축하여 펌프질을 해야 하고, 또한 한 심실만 놓고 보았을 때에도 모든 부분이 동시에 수축해야 합니다. 하지만 심부전이 심해지면 심실의 각 부분들이 동시에 수축하지 못해 심장의 펌프 기능이 떨어집니다. 심장 재동기화 치료는 이러한 환자에서 특수한 기기를 몸속에 이식하여 심실의 각 부분들이 동시에 뛰도록 도와주는 치료 방법입니다.

- 모양은 그림과 같이 인공 심장 박동기와 유사하게 생겼습니다.

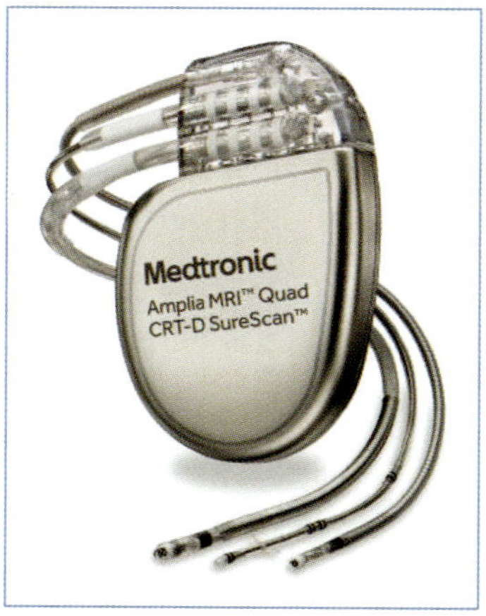

심장 재동기화 장치

2. 심장 재동기화 치료의 이점은?

- 심부전으로 인한 호흡 곤란, 가슴 답답함 등의 증상이 완화됩니다.
- 심부전으로 인한 입원 횟수를 감소시킵니다.
- 심부전 환자를 더 오래 살도록 해줍니다.

3. 시술은 어떻게 하나요?

- 왼쪽 쇄골 밑에 3~4cm정도 피부를 절개하여 피하조직에 심장 재동기화 장치를 삽입하는데 40~90분 정도 소요됩니다.
- 보통 좌측 쇄골하정맥을 통해 심장으로 접근하여 전극을 양심실에 고정 시킨 다음 배터리를 연결합니다.
- 배터리는 보통 10년 정도 유지되고 정기적으로 병원 방문하여 장치가 잘 작동하는지 검사 받으셔야 합니다.
- 전남대병원 순환기내과에서는 심부전 환자에 대해 적절한 적응증이 되는 경우 심장 재동기화 장치 이식을 시행하여 좋은 치료 성과를 내고 있습니다.

사. 심장 이식

심장 이식 수술은 건강한 심장을 뇌사자로부터 제공받아 환자의 병든 심장을 대신하는 하도록 수술하는 것입니다.

전남대병원 심장이식팀은 2017년 광주 전남 권역 최초로 심장이식 수술을 시행한 후 꾸준히 심장이식을 시행하고 있으며, 최근에는 심인성 쇼크로 인해 체외막형산화기 (ECMO, 에크모) 치료를 하는 환자에서 심장이식을 성공적으로 시행하였습니다.

이렇게 고위험의 응급환자에서도 집중적인 치료와 관리를 통해 성공적인 이식 수술이 가능한 만큼, 심장 이식이 널리 활성화 된다면 앞으로 더욱 많은 생명을 살릴 수 있을 것으로 기대됩니다.

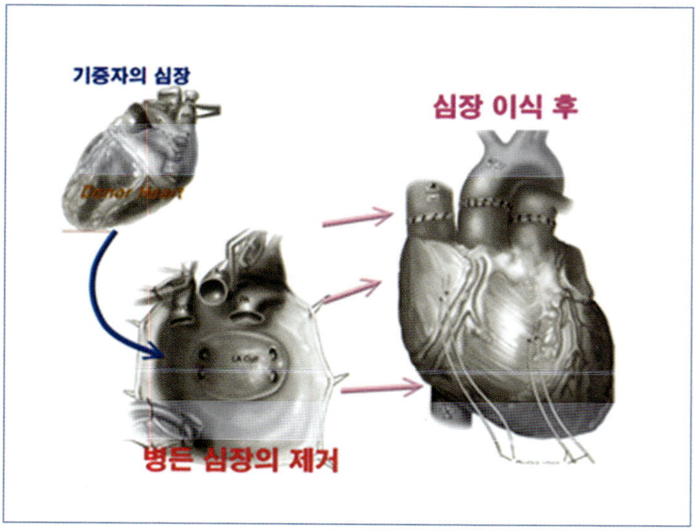

1. 심장 이식의 절차는 어떻게 되나요?

❶ 순환기 내과 및 흉부외과 진료를 통해 이식대상여부 판정

❷ 장기이식센터 코디네이터 상담

❸ 이식 검사 진행 : 혈액검사, 심장기능 검사, 위장 및 폐기능 검사, 바이러스 검사 등

❹ 국립장기이식관리센터(KONOS)에 뇌사자 이식대기자 등록

❺ 뇌사자 발생시 입원 및 각종 필요한 검사 시행

❻ 검사 결과 확인 후 응급 이식수술 시행

2. 심장 이식 후 관리는?

수술 후 중환자실 1주일 입원 치료 후 일반병실에서 2주~3주의 회복을 거치게 되며, 일반적으로 약 4주 전후의 입원을 하게 됩니다.

퇴원 후에는 정기적으로 외래 진료를 받아야 하고, 장기이식에서 야기되는 거부반응을 예방하기 위해 모든 환자는 면역억제제를 매일 복용하여야 합니다. 그리고 이식된 심장의 거부반응을 조기에 발견하여 치료하기 위하여 정기적으로 심장 조직검사를 받게 됩니다.

아. 좌심실 보조장치

좌심실 보조장치 (Left Ventricular Assist Device, LVAD) 는 환자의 심장을 그대로 유지하면서 좌심실에 인공 펌프를 부착시키고, 대동맥에 인공 혈관을 문합 하는 수술인데, 부착된 심실 보조장치는 외부 전원의 힘으로 작동하여 기능이 저하된 심장 대신 효과적으로 혈액 순환을 유지시켜준다는 원리로 작동합니다.

최근 전남대학교병원에서 좌심실 보조장치가 성공적으로 시행되고 있어 심장이식이 필요하나 뇌사 장기 공여자의 절대 부족으로 많은 어려움을 겪고 있는 광주 전남 지역의 말기 심부전 환자들에게 새로운 치료를 제공할 수 있게 되었습니다.

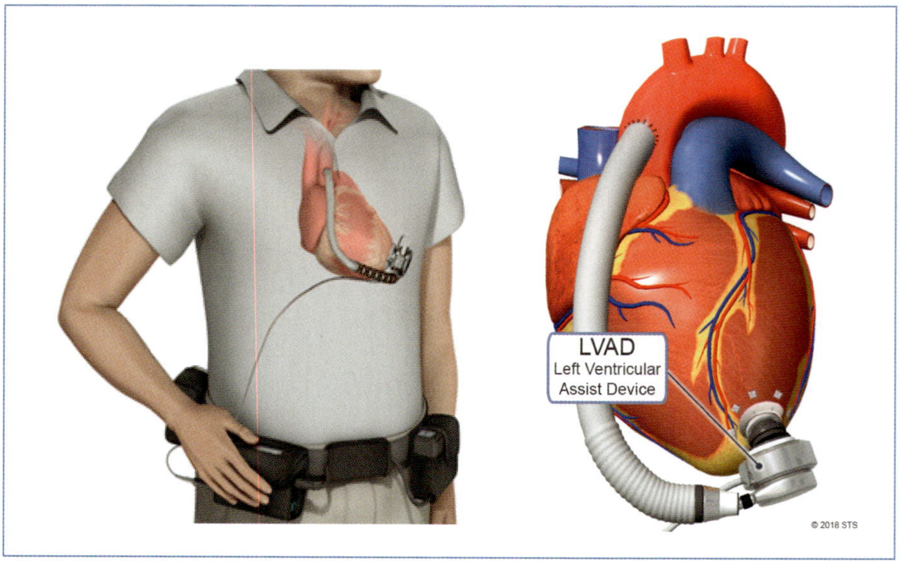

1. 좌심실 보조장치는 어떤 경우에 하나요?

좌심실 보조장치 수술을 받게 되는 경우는 크게 두 가지 경우로 나눌 수 있습니다. 첫 번째는 가교치료 (Bridge Therapy)로써, 심장이식을 고려중인 환자에서 염증 또는 감염 등의 원인으로 이식 수술을 시행하기 어려운 상황이거나 이식 대기 기간이 길어지는 경우, 안정된 상태에서 이식 수술을 대기하는 동안 좌심실 보조장치를 넣게 됩니다.

두 번째는 최종치료 (Destination Therapy)로써, 고령이나 기저질환 등으로 인해 심장이식이 어려운 환자에서 영구적으로 좌심실 보조장치를 삽입하게 됩니다. 추후 심장이식을 받지 않고도 건강한 삶을 유지하기 위한 목적으로 활용되고 있습니다.

현재까지 국내의 경우 좌심실 보조장치를 삽입하는 환자의 대부분은 심장이식 전 '가교 치료' 목적으로 좌심실 보조장치를 선택하지만, 고령화가 진행되고 있는 현 상황에서 '최종 치료'의 적응증은 점차 증가할 것으로 예상됩니다.

2. 좌심실 보조장치 삽입 후 관리는?

수술 후 회복 기간은 환자 별로 차이를 보이지만, 대부분 환자에서 1-2주 사이에 혼자서 보행이 가능할 정도로 회복이 이뤄집니다.

전원 공급 장치선이 복벽을 통해 외부 배터리와 연결되어 있으므로 몸이 물에 완전히 잠기는 활동은 불가능하지만, 이를 제외한 대부분 일상생활은 퇴원 후부터 가능합니다.

또 혈전이 생기지 않도록 항응고제를 꾸준히 섭취하는 한편, 항응고제의 혈중농도를 유지하기 위해 주기적으로 병원을 방문해 검사를 받아야 합니다.

Chapter

5 심장병 예방을 위한 생활 지침

기본적인 식이 요법은 어떻게 합니까?

- 지방분 섭취는 전체 음식 양의 30% 이내, 포화 지방산과 불포화 지방산의 비는 1:1
- 고기 섭취량은 하루 반근 이하로 하십시오(가급적 생선을 먹고 닭, 돼지고기 등은 껍질을 제외).
- 계란 노른자는 일주일에 2개 이내로 드십시오.
- 우유는 1% 지방우유, 저지방 요구르트로 드십시오.
- 버터, 치즈, 초콜렛 등은 피하십시오.

음식 중 관상동맥경화증 예방에 도움이 되는 것은 무엇이 있습니까?

- 곡류, 콩류(대두, 완두 등), 야채류나 과일을 많이 섭취하여 비타민 C, 베타 카로텐, 비타민 E 등이 체내에 증가하면 동맥경화를 억제할 수 있습니다.

- 등푸른 생선 (고등어, 청어, 참치, 삼치 등)은 지방을 저하시키고 혈전 예방에도 도움이 됩니다.
- 마늘과 양파 등은 지방질을 저하시킵니다.

관상동맥 질환 (협심증, 심근경색증)과 같은 동맥경화가 있는 환자 분에게 좋은 음식과 많이 먹으면 나쁜 음식은?

	나쁜 음식	좋은 음식
곡 류	볶음밥, 스파게티, 라면, 자장면	쌀, 잡곡, 국수, 물냉면
어육류	소갈비, 등심, 안심, 소간, 돼지 갈비, 삼겹살, 닭 껍질, 곱창, 내장, 햄, 소시지, 베이컨, 오징어, 새우, 장어, 미꾸라지, 장어, 전복, 피조개	소살코기, 돼지살코기, 닭살코기, 도미, 가자미, 청어, 참치, 고등어, 동태, 갈치, 두부, 순두부, 콩비지
난 류	계란 노른자, 생선 알	계란 흰자
유지류	버터, 돼지기름, 닭기름, 야자유 (팜유), 코코넛유, 마요네즈, 프림	참기름, 들기름, 콩기름, 옥수수류, 마가린, 견과류
유제품	우유, 밀크 쉐이크, 생크림, 아이스크림, 치즈, 전지분유	저지방우유, 락토 우유, 두유, 샤베트, 탈지우유
야채류	잡채, 야채튀김, 야채샐러드	신선한 야채
제과류	케이크, 롤 케익, 도넛, 머핀, 패스츄리, 파이, 비스킷, 크래커, 쵸코릿	떡, 시리얼
외 식	탕류, 해장국, 곱창전골, 부대찌개, 중국음식, 뷔페	비빔밥, 국수, 한정식, 김밥, 생선구이, 매운탕

동맥경화증이 있으면 고기는 먹어서는 안 됩니까?

- 단백질은 우리 몸의 세포를 재생하거나 생성하는 데 절대 필요한 영양분이므로 기름기를 제거하고 살코기를 섭취하여야 합니다.
- 기름기를 섭취하지 말라고 해서 고기를 아주 먹지 말라고 하는 것으로 오해하는 경우가 많습니다.
- 뼈 국물은 기름기가 많으니 삼가십시오.

기름기(콜레스테롤)가 매우 많은 음식은 무엇입니까?

- 생선의 알(연어 알, 명란젓, 조기 알), 새우, 낙지, 굴, 간, 내장, 계란 노른자위 등에는 기름기가 매우 많으므로 조금만 먹거나 먹지 않는 것이 좋습니다.

술과 심장은?

- 소량의 술(하루 맥주 1잔, 소주 1잔, 포도주 2잔 정도)은 몸에 이로운 콜레스테롤(고밀도 지단백 콜레스테롤)을 증가시키고 혈액 순환도 좋게 하지만,

- 과량의 술은 심장의 힘 (수축력)을 떨어뜨리고 심장을 불규칙하게 뛰게 만들고 (부정맥) 중성 지방을 증가시켜 동맥경화를 촉진시킵니다.

담배와 심장은?

- 혈관을 수축시키고
- 심장이 불규칙하게 뛰는 부정맥 (不整脈)을 유발하고
- 혈전 (血栓)을 만들어 심장을 병들게 하고
- 각종 암의 원인이 됩니다.

담배는 혈관을 수축시키고 고밀도 지단백 콜레스테롤을 저하시키며 피를 엉키게 하는 혈청 피브리노겐을 증가시켜 혈전을 유발합니다. 따라서 심장병을 예방하고 치료하는 데 있어서 금연은 매우 중요합니다. 특히, 돌연사를 예방함에 있어서 금연은 매우 중요합니다.

담배는 왜 끊어야 합니까?

- 담배를 피우면 환경을 오염시키고 아이들과 주위 사람들에게도 피해를 주고 돈이 낭비됩니다.

- 담배 연기중의 일산화탄소가 헤모글로빈과 결합하여 산소와 결합할 헤모글로빈 수가 적어져 호흡곤란, 가슴 뜀이 발생합니다.
- 동맥경화를 촉진하여 협심증, 심근경색증, 급사와 부정맥을 유발합니다.
- 폐암, 폐기종, 후두암, 위암, 위궤양 등을 유발합니다.
- 임산부 흡연은 신생아 사망률, 저 체중아 출산, 미숙아 출생률을 증가시킵니다.

금연 후에는 어떠한 증상이 생깁니까?

- 금연 후에는 정신 불안, 초조감, 욕구 불만, 집중력 저하, 과식 및 흡연 욕구 등이 생길 수 있습니다.
- 이러한 금단 증상은 대부분 운동이나 취미 활동, 교회 활동 등을 통하여 쉽게 극복할 수 있습니다.

금연 후에 체중이 증가하면 어떻게 합니까?

- 금연한 사람의 1/3에서는 체중이 증가합니다.

- 담배를 끊은 후에 식사 요법을 시작하고 운동을 시작하고 매일 체중을 측정하고 저 칼로리 음식을 가까이 하면 대부분 쉽게 조절됩니다.

금연을 하는 데 도움이 될 수 있는 방법은 무엇이 있습니까?

- 껌을 씹거나 저 칼로리 과자, 과일을 먹습니다.
- 빈손에 연필, 볼펜, 열쇠 고리, 호두, 십자가, 묵주 등을 지닙니다.
- 심호흡, 목욕, 운동 등으로 긴장을 자주 풀어줍니다.

■ 4 주간의 금연 프로그램

1 주째

❶ 담배를 피우지 않아야 하는 이유를 조목조목 적어 놓고 매일 읽는다.

❷ 담배 곽을 종이로 쌓아서 둔다.

❸ 담배를 피울 때는 피우는 시간동안 무엇을 하였는지, 어떻게

느꼈는지, 담배가 자신에게 얼마나 소중한 것인지 생각하여 적어본다.

2 주째

❶ 담배를 피우게 된 이유를 조목조목 적어본다.

❷ 담배를 먼 곳에 두고 성냥이나 라이터를 가지고 다니지 않는다.

❸ 담배를 일정한 시간이나 일을 할 때만 피운다.

3 주째

❶ 2 주째의 지시를 계속한다.

❷ 새로운 담배를 사지 않도록 노력한다.

❸ 이틀간 담배를 피우지 않으려 노력한다.

❹ 규칙적인 운동이나 취미, 교회 활동을 시작한다.

4 주째

❶ 전혀 담배를 피우지 않는다.

❷ 운동량을 늘리거나 취미, 교회 활동 시간을 늘린다.

❸ 담배를 피우기 쉬운 환경을 멀리 한다.

❹ 담배가 피우고 싶으면 가족들의 얼굴을 떠올리며 심호흡을 한다.

비만의 손쉬운 조절 방법은 무엇입니까?

- 비만의 원인은 운동 부족과 과식입니다.
- 운동은 에어로빅, 수영 등이 좋지만 직장 내에서도 많이 걷고 우선 엘리베이터를 이용하지 않고 계단을 오르고 내리는 손쉬운 방법을 이용하시고 만보계로 자신의 걸음걸이 수를 측정하십시오.

스트레스와 심장은?

- 스트레스는 누구나 비슷하게 받으며, 스트레스에 대처하는 방법이 문제가 되는 경우가 많으며,
- 스트레스를 받으면 심장에 해로운 호르몬이 증가하고 피 속에 지방성분을 증가시킵니다.

직장인에 많은 스트레스는 무엇입니까?

- 직장인 모두가 비슷한 스트레스를 받습니다.
- 과다한 업무량, 업무량이 너무 적거나 단순 반복 작업, 새로운 정보 및 아이디어 부족에 대한 기술적인 스트레스, 인사관리,

동료, 부하, 상사간의 대인 관계, 월급 액수, 소음, 조명, 환기, 온도, 출퇴근 시에 교통 혼잡, 주차 문제, 승진이나 가족 건강 문제, 자녀 교육 등의 스트레스 홍수 속에 살고 있습니다.

스트레스의 증상은 어떠합니까?

- 쉽게 피곤합니다.
- 자고 일어나도 머리가 개운하지 않고 피곤합니다.
- 식욕이 없습니다.
- 잠이 잘 안 오고 꿈이 많습니다.
- 성욕이 감퇴합니다.
- 어쩐지 기분이 나쁘고 일이 하기 싫습니다.

스트레스를 이기는 방법은 어떠한 것들이 있습니까?

- 자신의 능력과 성격을 알고 다른 사람에게 지나치게 잘 보이려고 하지 않습니다.

- 적절한 운동과 취미 생활이 도움이 됩니다.
- 규칙적인 생활과 충분한 수면, 균형이 잡힌 식사를 합니다.
- 조용히 심호흡을 하거나 음악을 듣거나 독서를 합니다.
- 스트레스가 있으면 평소에 좋아하는 사람이나 친구와 대화를 합니다.

■ 기쁨을 얻을 수 있는 열 가지 방법

❶ 아침마다 일어나 기쁜 마음으로 일을 시작하십시오.

❷ 마음이 괴로울 때도 침착하게 웃으십시오.

❸ 나를 사랑하는 사람들이 늘 나와 함께 있다고 믿으십시오.

❹ 사람들의 긍정적인 면을 살피는 데 쉴 틈 없이 전념하십시오.

❺ 항상 슬픔을 멀리 하십시오.

❻ 매사에 불평과 비판을 피하십시오. 불평과 비난보다 자기 스스로를 더 좌절시키는 것은 없습니다.

❼ 즐겁게 자신의 일터로 가십시오. 직장에서 모든 사람들과 편하게 지내도록 희생하고 남을 먼저 생각하십시오.

❽ 자신을 찾아오는 방문객을 친절히 맞이하십시오.

⑨ 본인보다 더 불행하고 더 고통을 받는 주변 사람들을 생각하고 위로해 주십시오.

⑩ 가는 곳마다 기쁨을 주도록 노력하면 자신도 틀림없이 기쁨을 얻을 것입니다.

■ 심장 마비를 예방할 수 있는 6대 수칙

1. 담배를 피우지 않는다.

1) 흡연 충동 대처법

가. 시계를 보면서 3 분간 꾹 참는다.
나. 걷기 운동을 한다.
다. 냉수 한잔을 들이킨다.
라. 심호흡을 약 10 회 정도한다.
마. 응급 카드 (예 : 가족 사진 혹은 금연 서약서)를 꺼내본다.

2) 금연 행동 실천법

가. 라이터나 성냥을 가지고 다니지 않는다.
나. 주위 사람들에게 담배를 끊었다고 알리세요.
다. 술자리를 피하세요.
라. 은단, 껌, 사탕 등을 주머니에 넣고 다니세요.

마. 커피, 콜라 등 카페인 음료를 피하고 과일이나 주스 등을 많이 섭취하세요.

바. 식후 바로 양치질을 하세요.

사. 규칙적인 운동을 하세요.

아. 니코틴 패치를 붙이세요.

- 음식을 먹은 후 양치질로 입안을 상쾌하게
- 금연을 지지하는 친구와 가족에게 전화하기
- 커피와 술을 피하기
- 흡연 욕구를 자극하는 음식이나 고지방 음식 피하기
- 담배 값을 저금하는 금연 저금통 만들기
- 흡연욕구가 강할 때에는 물 한 컵, 스트레칭 하기
- 규칙적으로 운동하기
- 입이 심심할 때 먹을 수 있는 껌, 은단 등 휴대하기
- 손을 놀릴 수 있는 도구 휴대하기

2. 고혈압은 반드시 치료한다.

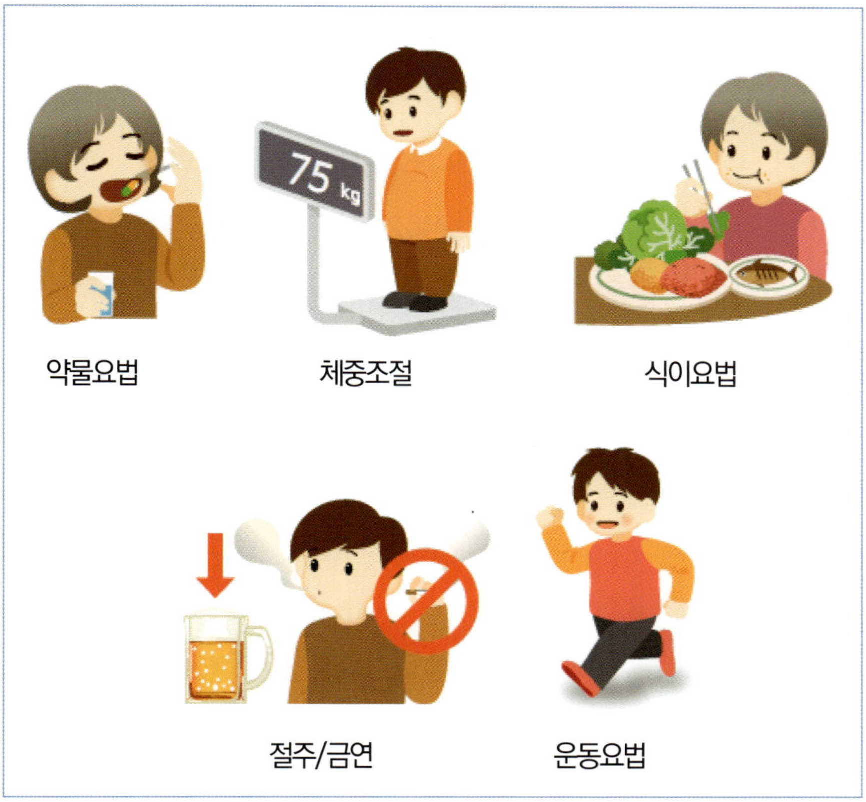
75 kg
약물요법
체중조절
식이요법
절주/금연
운동요법

3. 비만과 이상지질혈증은 반드시 조절한다.

4. 당뇨병이 있는지 주의한다.

5. 규칙적인 운동을 한다.

1) 유산소 운동을 하시면 좋습니다.
   유산소 운동이란 관절과 근육을 긴 시간 동안(30분 이상) 율동적으로 반복하여 움직이는 운동을 말하며, 걷기, 조깅, 자전거타기, 수영, 체조, 줄넘기, 테니스, 에어로빅 등입니다.
2) 처음에는 산책, 체조, 걷기 운동과 같은 가벼운 운동으로 시작하여 서서히 운동 수준을 높이세요.
3) 하루 20내지 30분씩 1주일에 3 내지 4 회 정도가 적당합니다.
4) 운동 시작 전에는 준비운동으로 몸을 풀고 끝날 때에도 정리 운동을 약 5분간 하십시오.

걷기 운동의 요령

1) 편안한 옷과 신발을 준비하고 식전, 식후 2 시간 이후에 시작하십시오.
2) 처음에는 5분 정도씩 걷다가 차츰 30 분으로 늘리십시오.
3) 친구나 가족들과 함께 걸으면 더 좋습니다.
4) 너무 덥거나 추운 날씨에는 실내에서 걸으십시오.
5) 걷는 동안 맥박을 측정하거나 맥박이 목표 심박수 이내인지 확인하십시오.

맥박 측정

1) 운동을 할 때에 맥박을 측정하는 것이 좋습니다.
2) 맥박 측정은 1 분간 측정하거나 10 초간 측정하여 6 을 곱합니다.
3) 맥박은 팔목에 있는 요골 동맥에서 그림과 같이 쉽게 측정할 수 있습니다.

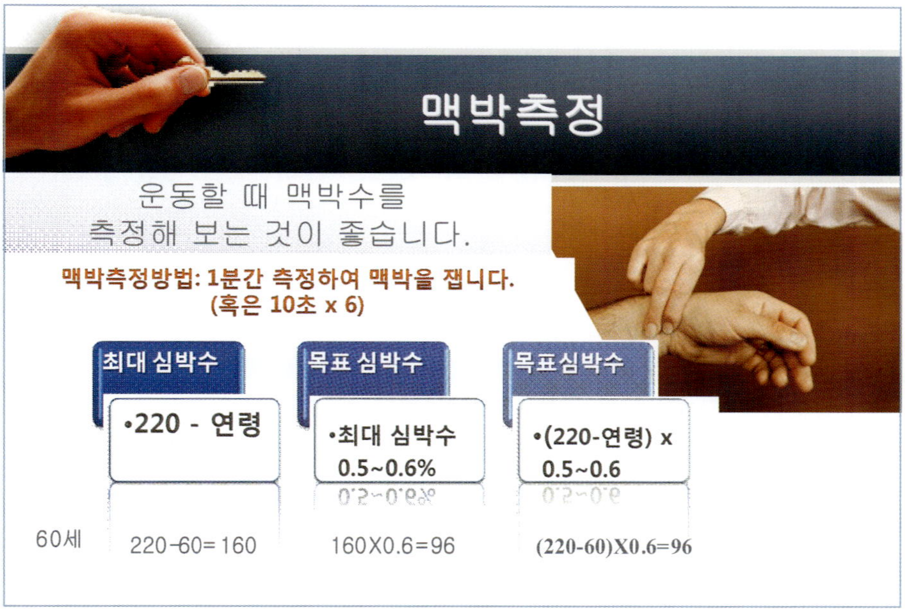

4) 최대 심박수는 (220 - 연령)이고 목표 심박수는 최대 심박수에 0.6을 곱하여 쉽게 구할 수 있습니다. 예를 들어, 나이가 60 세이면 최대 심박수는 220 - 60 = 160 회이고 목표 심박수는 0.6을 곱하면 96 회가 됩니다.

걷기 운동을 멈춰야 하는 증상

1) 불규칙하거나 빠른 맥박

2) 어지러움 증, 식은 땀

3) 운동 중 협심증 같은 가슴 압박감

4) 너무 피곤한 경우

5) 운동을 끝내고 10 분이 지나도 숨쉬기가 힘든 경우

피해야 할 운동증상

1) 무거운 물건을 들거나 끄는 동작은 근육을 지속적으로 긴장시켜 혈압을 높이고 심장의 부담을 증가시킵니다.

2) 역기 들기, 윗몸일으키기, 팔씨름 등은 좋지 않습니다.

6. 정기 검진을 받는다.

Chapter 6

맺음말

- 단방약 등 민간 요법에 의존하지 말고 식이 요법과 운동 요법을 철저히 합시다. 흔히, 본인의 노력 없이 한방약이나 희귀한 음식으로 치료하고자 하는 분들이 많습니다. 대학 병원에서 처방하는 약들은 동서양의 많은 환자들을 대상으로 수많은 임상 시험을 거쳐 과학적으로 입증된 약들이며, 전 세계적으로 널리 사용되고 그 효과가 확실히 인정되었습니다. 평소 먹는 음식 가운데 해로운 음식을 가급적 피하고 대학 병원에서 처방한 약을 복용하면 충분합니다. 예를 들어, 많은 환자들이 가족들이나 친구들의 권유에 따라서 값비싼 외제 영양제나 희귀한 물고기, 약초, 보약 등을 먹으면 어떻겠느냐고 질문을 많이 합니다. 대부분 이러한 약들이나 한방 요법은 비용에 비하여 큰 효과가 없습니다.

- 금연하고 술을 절제하십시오. 환자들은 금연이나 절주가 가장 어렵다고 말합니다. 하지만, 본인의 노력과 결심에 따라서는 거의 모든 환자들이 금연에 성공합니다. 본인의 마음가짐과

가족들의 협조와 이해가 필요합니다.

- 심장병을 전문적으로 진단하고 치료하는 대학 병원에서 정밀 검진 후 확실한 진단을 받고 약물 치료나 특수 치료를 받으십시오. 심장병은 약국, 한의원, 한방 병원, 개인 의원에서는 진단하기 힘든 경우가 많습니다. 운동 부하 심전도, 활동 중 심전도, 심초음파도, 심장 단층촬영 검사, 핵의학 촬영 검사, 심장내 심전도 측정 및 전기 생리학적 검사, 심장 자기공명 영상, 관상동맥 조영술 검사 등을 통해야만 확실히 진단되는 경우가 많기 때문입니다. 반드시 심장병 전문대학병원에서 진찰을 받은 후 약물 치료나 수술을 받는 것이 좋습니다. 전문 치료가 끝난 후에는 집에서 가까운 개인 의원이나 처음 대학 병원에 소개시켜준 개인 의원으로 대부분의 환자 분들을 보내드립니다. 또한 전남대학교병원 순환기내과에서는 심장 전기 생리학적 검사, 심도자 검사, 관상동맥 조영술 및 다양한 심혈관 중재술 등 특수 치료를 받은 환자 분들의 특수 검사 기록 및 최종 진단명을 환자를 소개시켜 준 개인 의원이나 병원 의사 선생님께 매주 그 결과를 기록한 회신서를 발송하고 있습니다.

- 가슴이 심하게 아프면 즉시 119의 도움을 받아 전남대학교병원 응급실로 오십시오. 환자들이 가슴이 아파도 참으면서 견디는 경향이 있습니다. 심지어는 체를 내로 가거나 약방에서 약을 사먹느라 시간을 낭비하는 경우가 많습니다. 가슴이 아

플 때 빨리 대학병원 응급실로 오는 것이 고통을 줄이고 치료의 효과를 높이는 최선의 방법입니다. 망설이지 말고 빨리 대학 병원 응급실로 직접 오십시오.

이 책자에서 지금까지 읽은 내용 중 의문 사항이 있으시면, 담당의나 담당 교수와 상의하십시오. 현재까지 전남대학교 병원에서 혈관 확장술 및 스텐트 삽입 수술을 받으신 수천 명의 환자들께서 대부분 (98%의 환자) 완전히 회복되어 건강한 생활을 즐기고 있음을 기억하시고 즐겁게 살아가길 바랍니다.

참고

2020년도 전남대학교병원 순환기내과 진료 및 연구 실적

■ 2020 년도 진료 활동

☞ 연간 총 환자 수 : 160,396 명

외래환자 : 127,234 명

입원환자 : 33,162 명

☞ 비관혈적검사 (총 95,626 예)

심전도	67,985 예
활동중심전도	2,338 예
운동부하검사	2,003 예
신호평균심전도	33 예
Event 기록기	139 예
활동중 혈압측정	282 예
동맥경화도 검사	5,128 예
경흉부심초음파도	17,718 예

☞ 관혈적검사 (총 8,031 예)

관상동맥조영술 및 중재술	6,329 예
심도자검사	18 예
혈관내초음파술, 혈관내광간섭단층촬영	233 예
분획혈류예비력 검사	104 예
심근조직검사	30 예
심낭천자술	112 예
EVAR, TEVAR	37 예
풍선도자 판막 확장술	3 예
PDA/ASD device closure	19 예
심전기 생리학적 검사 (EPS)	317 예
고주파 전극도자 절제술 (RFCA)	299 예
임시형 심박조율기 시술 (TPM)	222 예
영구형 심박조율기 시술 (PPM)	212 예
삽입형 제세동기 시술 (ICD)	58 예
심장 재동기화 시술 (CRT)	2 예
경피적 말초혈관성형술	7 예
경피적 대동맥판막 치환술 (TAVI)	29 예

▪ 교직원 2020 년도 연구 및 기타 활동 사항

- 국제학회지 발표 : 62 편
- 국내학회지 발표 : 10 편
- Medline : 4 편

■ 기타 특별 사항

1. TAVR 100례 기념 심포지움
    - 2020년 1월 17일, 광주 라마다프라자 호텔

2. 제3회 노년내과 심포지움
    - 2020년 2월 8일, 빛고을 전남대학교병원 대강당

3. 2020년 대한심장학회 춘계 학술 대회
    - 2020년 7월 3-4일, 경주, HICO

4. 제25차 임상심장학 심포지엄
    - 2020년 8월 27일, 광주 무등파크 호텔 컨벤션 홀

5. 제18차 광주 국제 심장중재술 심포지엄 - GICS
    - 2020년 9월 10-12일, 광주 무등파크 호텔 컨벤션 홀

6. 제64차 대한심장학회 추계 학술 대회
    - 2020년 10월 16-18일, 온라인 학술대회
    - 18년 연속 대한심장학회 초록 전국 최다 발표

7. 제10회 호남심장혈관영상 심포지엄
    - 2020년 10월 23일, 광주 무등파크 호텔 컨벤션 홀

8. 제14회 국제노화 심포지엄
    - 2020년 10월 24일, 전남대학교 의과대학 덕재홀

■ 2020 년 교실원 연구 및 활동사항

1. 대한심장학회 심근경색연구회 회장 (정명호 교수님)
2. 한림연구보고서 '세포치료 과학과 윤리' 출판 (정명호/안영근 교수님)
3. 세계 최초 KAMIR-DAPT 점수 개발 (정명호 교수님)
4. 2020년 한국지질동맥경화학회 학술상 (정명호 교수님)
5. 2020년 대한내과학회 학술상 (안영근 교수님)
6. Tiger EES (TigeRevolution)식약처 임상시험 승인 및 범부처 의료기사업 선정
7. 제1차 (Tiger EES) 및 제2차 (BRS) 범부처의료기기 사업 선정
8. 심혈관계 융합연구센터 화요 세미나 500회 개최
9. 성공적인 18차 광주국제심장중재술 심포지움 개최
10. 대한 심장학회 초록 113편 채택 - 18년 연속 전국 최다 논문 발표
11. 급성심근경색증의 약물치료에 대한 전문가 합의문 발간 (김민철/안영근/정명호 교수님)
12. 국립심혈관센터 설계비 및 토지매입비 2021년 예산 반영
13. KAMIR 논문 300편 (SCI 272편) 게재
14. 순환기내과 SCI논문 1,000편 게재

저자 소개

정명호 : 의학박사, 내과 전문의, 순환기내과 분과전문의
전남의대 순환기내과 교수, 미국 메이요 클리닉 연수

조재영 : 의학박사, 내과 전문의, 순환기내과 분과전문의
전남의대 순환기내과 기금 부교수, 미국 캘리포니아 대학 연수

오 석 : 의학석사, 내과 전문의
전남대병원 임상진료 교수

김종윤 : 의학석사, 내과 전문의
전남대병원 임상진료 교수

안준호 : 의학석사, 내과 전문의, 순환기내과 분과전문의
전남대병원 순환기내과 임상 조교수

이승헌 : 의학박사, 내과 전문의, 순환기내과 분과전문의
전남대병원 순환기내과 임상 조교수

현대용 : 의학석사, 내과 전문의, 순환기내과 분과전문의
전남대병원 순환기내과 임상 조교수

김형윤 : 의학석사, 내과 전문의, 순환기내과 분과전문의
전남대병원 순환기내과 임상 조교수

조경훈 : 의학박사, 내과 전문의, 순환기내과 분과전문의
전남대병원 순환기내과 임상 조교수

박혁진 : 의학박사, 내과 전문의, 순환기내과 분과전문의
전남대병원 순환기내과 임상 부교수

김민철 : 의학박사, 내과 전문의, 순환기내과 분과전문의
전남의대 순환기내과 기금 부교수

이기홍 : 의학박사, 내과 전문의, 순환기내과 분과전문의
전남의대 순환기내과 기금 부교수, 미국 에모리 대학 연수

심두선 : 의학박사, 내과 전문의, 순환기내과 분과전문의
전남의대 순환기내과 기금 교수, 영국 런던 대학 연수

윤남식 : 의학박사, 내과 전문의, 순환기내과 분과전문의
전남의대 순환기내과 기금 교수, 미국 뉴욕주립대학 연수

윤현주 : 의학박사, 내과 전문의, 순환기내과 분과전문의
전남의대 순환기내과 부교수, 미국 듀크 대학 연수

김계훈 : 의학박사, 내과 전문의, 순환기내과 분과전문의
전남의대 순환기내과 교수, 미국 메이요 클리닉 연수

홍영준 : 의학박사, 내과 전문의, 순환기내과 분과전문의
전남의대 순환기내과 교수, 미국 워싱턴심장센터 연수

박형욱 : 의학박사, 내과 전문의, 순환기내과 분과전문의
전남의대 순환기내과 교수, 미국 인디애나 대학 연수

김주한 : 의학박사, 내과 전문의, 순환기내과 분과전문의
전남의대 순환기내과 기금 교수, 미국 시카고 대학 연수

안영근 : 의학박사, 내과 전문의, 순환기내과 분과전문의
전남의대 순환기내과 교수, 미국 하버드 대학 연수

조정관 : 의학박사, 내과 전문의, 순환기내과 분과전문의
전남의대 순환기내과 교수, 미국 펜실베니아 대학 연수

튼튼한 심장, 든든한 인생

2021년 6월 1일 인쇄
2021년 6월 5일 발행

저 자 정명호·조재영·오 석·김종윤·안준호·이승헌
현대용·김형윤·박혁진·조경훈·김민철·이기홍
심두선·윤남식·윤현주·김계훈·홍영준·박형욱
김주한·안영근·조정관

발행인 정성택
등 록 1981년 5월 21일 제53호
61186 광주광역시 북구 용봉로 77
발 행 전남대학교출판문화원
T E L (062) 530-0571~3
F A X (062) 530-0579
홈페이지 http://www.cnup.co.kr

가 격 10,000 원

ISBN 978-89-6849-813-8 (93510)

후원 : 사단법인 우심